# 年代別　医学的に正しい生き方

## 人生の未来予測図

和田秀樹



講談社現代新書

2495

# はじめに　人生80歳超時代の未来予測図

## アンチエイジングは「悪いこと」なのか？

厚生労働省が２０１７年７月27日に発表した「平成28年簡易生命表の概況」によると、２０１６年における日本人の平均寿命は、男性が80・９８歳、女性が87・１４歳となりました。

日本人の平均寿命は、戦後１９４７年にはじめて統計が取られるようになりましたが、初年度は男性50・０６歳、女性53・９６歳でした。戦後70年で、日本人の平均寿命はじつに30歳以上も伸びたことになります。

寿命が伸び、人生において与えられた時間が長くなったわけですから、そのなかの若々しくいられる期間をできるかぎり長くしたい、と多くの人が思うようになるのは自然な流れです。だからこそ近年、見た目だけでなく体力、気持ちのあり方など総合的な若さを保つための「アンチエイジング」が注目されるようになり、そのための技術や食生活を紹介する番組や雑誌の記事が性別を問わず人気を集めるようになっています。

その一方で、アンチエイジングという言葉や概念に反発を覚える人も少なくありません。

2016年8月には女性誌『GLOW』9月号（宝島社）に、女優の小泉今日子《こいずみきょうこ》さんと社会学者の上野千鶴子《うえのちづこ》さんの対談が掲載されました。ここで上野さんが「アンチエイジングって言葉が、大嫌いなんです」と述べたのに小泉さんも賛同し、つづいてつぎのような発言をしています。

「ずっとアイドルの仕事をしてきて、30代の半ばくらいから『かわいい！』って言われる中に、『若い！』という声が入ってくるようになって。これ違くない？　喜んじゃいけないいんじゃない？って。（中略）これ（引用者注：美魔女現象に）は抵抗しなきゃと。私は『中年の星』でいいんじゃないかと思ってます」

この小泉さんの発言はSNS（ソーシャル・ネットワーキング・サービス）などでも話題となり、多くの称賛の声が寄せられました。人間である以上、老いに抗《あらが》うよりも避けられぬ自然なこととして受け入れるほうが正しいと感じ、アンチエイジングの流行を苦々しく思っていた人がじつは多かったということの、ひとつの現れでしょう。

ただ高齢者専門の精神科医として、ふだん高齢者に接している私は、老いに対する考え方が「老いと闘う」派と「老いを受け入れる」派に二極化し、両者が対立概念のようになってしまっていることに違和感を覚えています。

たとえば、仮にある人が「１００歳になっても40代の頃と同じ体力や外見的な若々しさを維持したい」と願っているのであれば、いくらなんでも非現実的ですし、そのような願望に固執すべきでないのは言うまでもありません。

しかし、「老いに抗おう」と考えることは、人生のある時期までは決して無駄なことではありません。最新の医学をはじめとする、最先端の知見を学び実践すれば、40代や50代ではもちろん、人によっては60代に入っても、かなりの程度まで外見だけでなく、脳や血管などの若々しさを保つことは現実的に可能になっています。

もちろん人によっては、多発性脳梗塞やパーキンソン病、若年性アルツハイマーなどに50代や60代のうちに見舞われ、普通の人よりも早い段階で老いを受け入れざるをえないこともあるでしょう。

しかし幸いにもそういった病気とは無縁で暮らせていて、ちょっとの努力をすれば老化のスピードを遅らせることができる人がことさらにアンチエイジングを嫌うのも、それはそれで不自然なのではないでしょうか？「初老」という言葉が40歳の異称として使われていた明治・大正時代ならいざしらず、平均寿命80歳超の時代に生きている我々が60代で老け込んでしまうのは、そこからの人生の長さを思えば早すぎる、と私は思います。

私は、医学の力に頼りながら一定の年代——おおよその目安としては70代くらい——まで老いと闘うことは、何ら悪いことではないと思います。そしてそのときが来たら、今度は満を持して「老いを受け入れる」段階に移行する……。そうした、言ってみればごくシンプルな老いとの向き合い方をすればよいと思うのです。

## 「老いを受け入れる」ことで老後が楽になる

どれほど医学が進歩しても、人間は不老不死を得ることだけはおそらくできません。そうである以上、しかるべきタイミングがやってきたらそのときは自分自身の老いと向き合う必要が当然ありますが、このときにより大きな問題を抱えがちなのは、いわゆる「元気な高齢者」かもしれません。

たとえば2017年8月には、脚本家の橋田壽賀子《はしだすがこ》さんが『安楽死で死なせて下さい』(文春新書)という本を出し、こちらも話題となりました。

橋田さんはこの本を執筆した時点で92歳。依然として現役の脚本家として活躍されているのは周知のとおりです。その彼女が本書のなかで、今後もし自分が認知症になると人に迷惑をかけるから、そうなる前にスイスの「ディグニタス」という安楽死支援組織に行きたい、そこで安楽死したいと主張しました。当然、賛否両論を呼びつつも、彼女のこの主張に共感した高齢の読者は多かったようです。

私が臨床現場で出会った患者さんたちのことを思い起こしてみても、ある程度の高齢になってからも元気に働いてきたタイプの人ほど、いざ介護保険を使わなければならない立場になると、その行使にかなりの抵抗を感じてしまう傾向がありました。とりわけこのような方が初期の認知症などにかかっているケースだと、デイサービス（通所介護）に行くことを極度に嫌がるため、患者本人のためにならないだけでなく、介護する家族にも負担がかかってしまうことが多かったのです。

私が、人生のある時期からは老いを受け入れる方向にマインドを切り替える必要がある、と考えるのは、こうした不幸な事態を招いてほしくないからでもあります。

もっとも、「老いを受け入れる」というのは言葉で言うほど簡単なことではありません。実行するには、少なくとも自分自身が今後50代、60代、70代……と年齢を重ねて

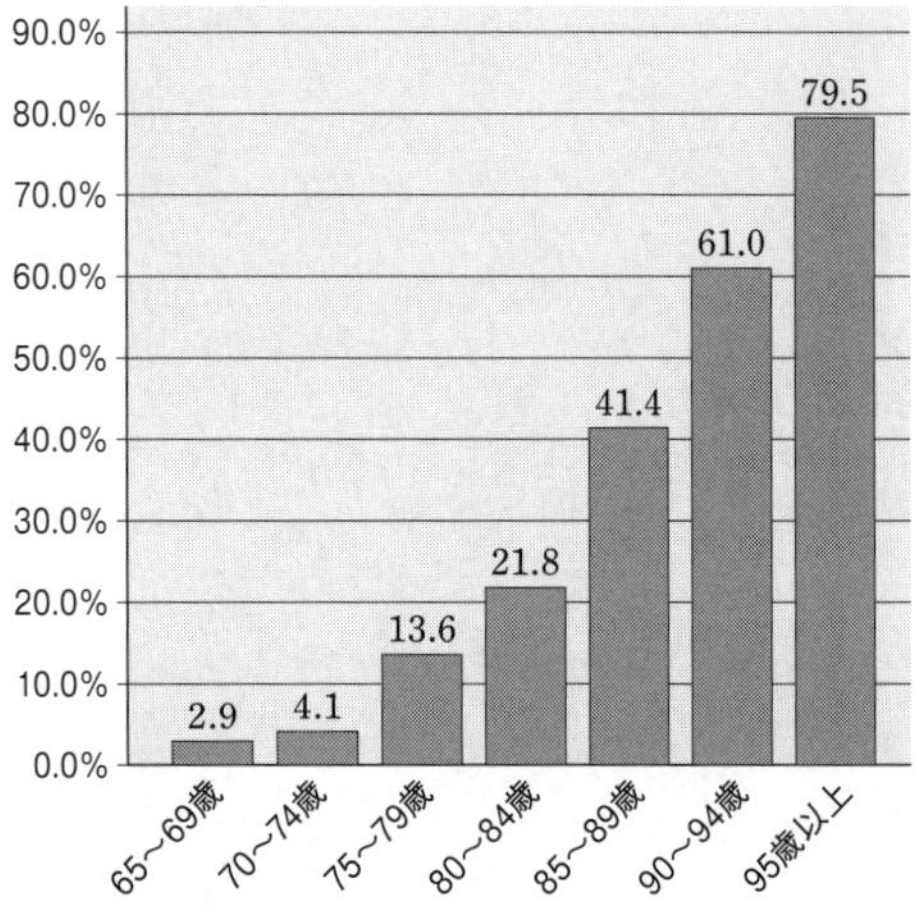


**年代別認知症有病率**

厚生労働省研究班 「都市部における認知症有病率と認知症の生活機能障害への対応」（平成23～24年度）をもとに作成

いくにつれてどのような事態が待っているのか、事前にある程度イメージできている必要があるでしょう。

たとえば橋田さんにかぎらず多くの高齢者が恐れている認知症に関して言えば、90歳を過ぎればもはや特別なことでもなんでもありません。上に掲載した厚生労働省作成の資料を見ればわかるように、90歳まで生きた人の61％は認知症になっていますし、さらに95歳まで生きた場合の認知症有病率となると、じつに8割に達しているのです。こうしたことを知っていれば、認知症という病気に対するイメージまでいくらか変わってくるのではないでしょうか。

## 認知症にまつわる誤解を解きほぐす

私に言わせれば、認知症ほど一般の人から誤解を受けている病気はありません（本書ではこのことについては何度も実例を挙げながら述べていきます）。そしてそのなかでも最大の誤解の一つが、認知症になった人が「子どもがえり」するというよくある思いこみです。一時期はそれが世の中の常識になるほどに広まってしまったことで、介護の現場でもおかしなことがたくさんおこなわれていました。入居者であるお年寄りのレクリエーションとして、まるで幼稚園の園児たちがやるように童謡を歌わせることは20〜30年前の老人ホームやデイサービスでは当たり前のように実施されていましたし、もっとひどいところになると、入居者を「太郎ちゃん」「花子ちゃん」などいわゆる「ちゃん付け」で呼んでいました。

これらはもちろんお年寄りに喜んでもらおうという意図でおこなわれたことではあるのですが、実際にやってみると、子ども扱いされることを不快に感じるお年寄りのほうが圧倒的に多いことがわかって、今ではほとんどおこなわれなくなりました。最近の高齢者施設のレクリエーションでは、個々の入居者が若い頃に好んでカラオケで歌っていたような歌を歌ってもらうことが多いようです。

認知症を発症した人がわがままになるのはたしかに比較的よく見られることではありません。しかしこれがいわゆる「子どもがえり」とまったく違うのは、認知症患者の場合はその人が認知症になる以前の人生で築き上げた固有の人格は依然として存在していること、そしてその一方で、その人のなかから短期記憶をはじめとしたさまざまな能力が抜け落ちていく、ということです。

そのため、若い頃から教養のある会話をしていた人なら認知症が相当に進行していても難解な用語を駆使して高度な会話をする（語彙のレベルは高くても、話のつじつまが合わないことは珍しくありませんが）という例はいくらでもあります。また、そうした人でなくても大人としての自尊心やプライドは保たれているため、介護する側が「子どもがえり」しているものと思いこんで幼児と話すときのような口調で話しかければ、通常はお年寄りを傷つけてしまいます。

基本的に認知症は、その人の元からの人格が維持されたまま記憶障碍《しょうがい》が生じたり、もともともっていたその人の性格がより先鋭化して現れてくる病気です。なかにはほんとうに子ども時代に戻ってしまったかのように天真爛漫な言動をするようになる認知症患者がいないわけではありませんが、これはあくまでも例外的な事例にすぎません。一見子どもがえりしたと見紛うほどに天真爛漫になる人は、もともとその人自身に天真爛漫な性格の素地があり、それが先鋭化しただけなのでしょう。

認知症患者の身に起こるこれらの現象は、「退行」といえばたしかに退行なのかもしれません。しかし認知症にしても老いそのものにしても、皆が「だんだん子どもに戻っていく」あるいは「だんだん全体的に知能が下がっていく」といった、今まで一般的に考えられていたようなモデルでとらえられるものではないことだけはまちがいありません。

たとえば、5分前に聞いたことも覚えていないのに、経理の仕事はちゃんとできるというように、ある能力は大きく衰えているのに別の能力はほとんど元のレベルが保たれている「まだらボケ」という言葉は盛んに使われます。これは、脳梗塞の後遺症や多発性脳梗塞のように、脳の一部だけが損傷した際に起こると考えられていましたが、私の見るところ、ほとんどの認知症は多かれ少なかれ、まだらにボケているのです。

## 人生の未来予測図を携える

私が本書を書こうと思ったのは、ある程度の年齢に達するまで「老いに抗う」にしろ、その後に「老いを受け入れる」にしろ、どの年代でどういうことが自分の心身に生じ、それは実際にはどのようなものなのかを教えてくれる「人生の未来予測図」のようなものを携えていることが、「平均寿命80歳超」時代を生きる私たちの大きな助けになりうると考えたからです。14〜15ページに、未来予測図の一覧表を載せました。身体の変化から社会生活まで、おおよそどういったことが起きるのかが一目でわかる表です。本書は、この一覧表にしたがって、章を進めていきます。

本書の特色といえるのは、将来自分の心身になにが起こるのかという「傾向」を述べるだけでなく、私が30年以上にわたって高齢者専門の精神科医をつづけてきた経験から、可能なかぎりの「対策」を提言している点です。

たとえば、40代であれば、前頭葉が萎縮するためにその機能が低下し、意欲や創造性、感情のコントロール機能などが衰えはじめる、いわゆる感情の老化が起きてくるのですが、それに対して、どのような対策ができるのかを私なりに提案しました。あるいは、この時期から人間ドックなどで検査データの異常などが見出されるわけですが、それに対して、世間で言われる正常値にすればいいという発想でなく、高齢者を見てきた経験から私なりの対策を書きました。

もちろん、そのすべてが正解と言うつもりはありませんが、多少なりのヒントと思っていただければ幸いです。少なくとも何の備えもしないより、そのような状況に陥ったときの不安やパニック心理は弱められるはずです。

ただし本書において、「それぞれの年代に起こる」と記している出来事や病気、心身の変化などがいずれも一般例であり、目安にすぎないことはあらかじめお断りしておかねばなりません。

そもそも人間は、年をとればとるほど個人差が広がりやすいものです。同世代の人が何らかの障碍を抱えている率は、10代の若者においては世代全体で1％程度でしょうが、これが90代の人になると、同世代の70％は知的障碍か身体障碍を抱えている構図になります。

一方で残り30％の人は、認知症とは無縁のまま普通に歩き回れていますし、なかには100歳を超えても現役の医師として働きつづけた日野原重明《ひのはらしげあき》さんのような、「スーパー100歳」も存在するのです。

それを踏まえたうえで、お読みください。まずは40代の予測図からです。

| | 身体 | 心理 | 家族 | 社会生活 |
|---|---|---|---|---|
| | 検査データの異常が増える。性ホルモンの減少（男性は男性ホルモンの減少が原因の意欲低下などの症状）、感覚器の老化（老眼など）が始まる | 出世競争や子どもの受験など競争にまつわる葛藤、老化の否認 | 配偶者や親の鬱、子どもの思春期、受験 | 実戦部隊→管理職化、上昇停止 |
| | 検査データの異常が糖尿病や高血圧などのかたちで病的状況に。生活習慣病や動脈硬化にまつわる疾患（脳梗塞や虚血性心疾患）が増える | 勝ち組と負け組の明確化、将来への不安の高まり、老親の衰えにまつわる葛藤 | 配偶者や親の鬱、子どもの就職 | 出世競争の終焉 |
| | 検査データの異常、生活習慣病、動脈硬化による疾患がさらに増える。女性は骨粗鬆症がめだつ。腰痛など持病をもつ確率が高まる。ガンも増える | 対象喪失（親の死、職場との別れ、子どもの自立）、自己愛喪失、親の介護にまつわる義務感 | 親の介護→死、子どもの結婚または非婚 | 定年→第2の就職 |
| | 検査データの異常、生活習慣病、動脈硬化による疾患、女性の骨粗鬆症、腰痛などの持病、ガンの増加に加え、さらにロコモなど | 対象喪失、自己愛喪失、認知症など老いや病への不安 | 親の死、配偶者の死、配偶者の介護など（特に女性） | 年金暮らしが大半に（無職化） |
| | 半数が自立困難、ロコモ、ほとんどの人になんらかのガンが身体のどこかに | 老いの受容（これができない際に心身症状、強い不安）、対象喪失（配偶者）、死の不安 | 配偶者の介護、配偶者の死 | 独居化 |
| | 自立の人はラッキー、ほとんどの人がどこかにガン。死因のトップが心疾患に | 80代の症状がさらに深まる | 子どもが高齢者に | 施設介護が前提に |

| | 脳 | 精神症状 | 認知症有病率 | 要介護比率（要支援も含む） | ガン死亡率（2013年。人口10万人あたり） |
|---|---|---|---|---|---|
| 40代 | 前頭葉の萎縮が始まる。セロトニンの減少（感情の老化の始まり） | 鬱病の親和性、セロトニンの減少のための不安、イライラ | 1万人に2人 | 40～64歳で0.4％ | 43.4 |
| 50代 | 前頭葉の萎縮、セロトニンの減少がさらに進む。脳の動脈硬化も進む | 鬱病の親和性、自発性低下 | 1万人に8人 | 40～64歳で0.4％ | 146.8 |
| 60代 | さらに前頭葉の萎縮、セロトニンの減少、脳の動脈硬化が進む | 鬱病の親和性、自発性低下の他、一部暴走老人化することも。定年後アルコール依存などの危険性 | 1％弱 | 2％未満 | 393.0 |
| 70代 | 脳の神経細胞のアルツハイマー型の変化が始まる人が増える。脳の動脈硬化が隠れ脳梗塞のレベルに | 鬱と認知症の有病率が逆転 | 8％ | 9～10％ | 807.05 |
| 80代 | ほとんどの人にアルツハイマー型変化、脳梗塞（小さなものも含む）が見られる。実際に脳梗塞、脳出血のため麻痺などの後遺症の残る人が増える | 認知症急増、入院時にせん妄 | 30％以上 | 40～50％ | 1581.2 |
| 90代 | 全員にアルツハイマー型変化と脳梗塞（機能は保たれている人でも、脳が若い頃と同じ人はほぼ皆無） | 認知症が普通に | 70％以上 | 70％以上 | 3936.7 |

## 目次

# 第一章　40代——感情の老化を防ぐために

## 40代から前頭葉の萎縮が始まる

人間の脳（大脳皮質）の表面積はおよそ新聞紙一面（２２００㎠）に相当し、そのうち脳の各部の占める面積は広い順に前頭葉41％、側頭葉21％、頭頂葉21％、後頭葉17％となっています。あらゆる動物のなかで、前頭葉がこれほど発達しているのは人間以外にはありません。

人間が中年期を迎えてから経験する脳の変化のなかでももっとも重要なことは、この前頭葉の萎縮が40代から始まるということです。

私は１９８８年、当時日本に３つしかなかった高齢者医療を専門とする総合病院のひとつである浴風会《よくふうかい》病院に勤務し、それ以来、老年精神医学を専門としてきました。高齢者医療の臨床現場で長年、膨大な数の脳のＣＴ（コンピュータ断層撮影）やＭＲＩ（磁気共鳴コンピュータ断層撮影）検査画像を観察するうちに、私はあることに気づきました。人間の脳のなかで最初に老化が始まるのが前頭葉である、ということです。

読者の皆さんが脳をイメージする場合、おそらく医学の教科書に載っている脳の解剖図のような、頭蓋骨の内側に隙間なく詰め込まれている状態の脳を思い描くのではないかと思います。でもじつはこうした「きれいな」脳の状態を、特に努力もせずに維持できるのは30代が限界です。後述するように萎縮の進行度合いにはかなりの個人差はあるものの、早ければ40歳を過ぎた頃から頭蓋骨と脳のあいだにちょっとずつ隙間ができはじめ、その隙間は年をとればとるほど大きくなっていくものなのです。

前頭葉の萎縮が肉眼で確認できるほどに進むと、30代までのその人とくらべて、意欲とか創造性といった能力が明らかに乏しくなってきます。

そして50代や60代に入り、さらに本格的に前頭葉機能が落ちてくると、今度は感情を抑制する力も衰えてきますから、人によっては些細なことでカッとなって部下や家族を罵倒してしまうことが増えるでしょう。感情の抑制ができないのは我慢ができなくなるということでもありますから、それが病的な場合には目の前に女性のお尻があると触ってしまう、などという例もあります。

最近は高齢者が衝動的に人を殴って逮捕されるニュースも増えてきましたが、そうした「暴走老人」と呼ばれるタイプの人の前頭葉をCTで見れば、相当に萎縮が進んでいるはずです。

昔からよく、「脳のシワが多い人ほど賢い」と言われますが、この話がデタラメであることはこれまでに説明した内容だけでもわかるのではないでしょうか。脳のシワが深いということは、その分萎縮が進んでいることにほかならないからです。

## ロボトミー手術で判明した前頭葉の機能

ここで注意してほしいのは、前頭葉が萎縮して機能が低下することで起こる問題はあくまで意欲や創造性が減退したり、感情のコントロールが利かなくなることにあり、「知能が落ちる」わけではないということです。前頭葉が萎縮しても、若い頃から難しい本を読んでいた人は昔と変わりなく読むことができますし、文章を書いたり計算したりする能力に影響が出ることもありません。若い頃から何度もくりかえしてきたルーティンワークに関しても、以前とまったく変わらないレベルでおこなうことができます。

前頭葉という部分が人間の脳においてどのような機能を司っているのかは、じつは1950年代までは人類にとっての謎でした。

これが偶然にも解明された経緯を説明するには、近代医学史の裏側に書かれている、ある「負の歴史」への言及がどうしても避けられません。

統合失調症をはじめとする症状を改善できる有効な薬がまだ存在しなかった20世紀の初頭、精神医学の世界では「トンデモ」としか言いようのない、非倫理的な治療が横行していました。

インスリンを大量投与して低血糖ショックを人為的に起こす「インスリンショック療法」や、マラリアにわざと感染させて精神的・身体的に衰弱させる「マラリア療法」などが、統合失調症患者をおとなしくさせる効果があるとして堂々とおこなわれていたのです。

そうしたなか、エガス・モニスというポルトガル人の精神外科医が１９３０年代に、凶暴な統合失調症患者の前頭葉の一部を切り取ると嘘のようにおとなしくなるにもかかわらず、切除後に患者に知能テストを受けさせても、言語能力や計算力などはまったく下がらないことを発見しました。この療法が、後にアメリカで「前部前頭葉白質切截《せっせつ》法（ロボトミー）」として確立され、モニスは１９４９年のノーベル生理学・医学賞さえ受賞するのです。

ロボトミー手術は、第二次世界大戦後には心的外傷後ストレス障害（ＰＴＳＤ）と現在なら診断されるような症状（この病名が正式採用されたのは１９８０年のことで、それまで、長年にわたって極端な臆病者など性格に問題がある人に生じる症状と考えられていたのです）を抱えて帰国した兵士にも施され、術例は数千件にも達していましたが、１９５０年代に入ると恐ろしい副作用を引き起こすことがわかってきました。

手術を受けておとなしくなったと思われていた患者たちが著しく意欲や創造性を失った例——音楽家が音楽への興味をなくしたり、小説家が書くのをやめてしまった。あるいは手術の影響で普段はおとなしくしていた患者が感情の制御を失い、些細なことを理由に他人に暴力をふるった——などの報告があいついだのです。

これをきっかけに、前頭葉がどのような機能を司っているのかが少しずつ理解され現在に至っているというわけです。

## 「頑固オヤジ」は「軽い保続」？

現在の脳科学一般では、前頭葉が司っているのは今述べたように意欲や創造性、感情の抑制などであるとされているのですが、私はこれ以外の面にも影響を及ぼしていると考えています。俗に言う「頑固オヤジ」的な現象、つまり年をとるにつれて新しい情報や考え方に対する適応力が失われてくるのも、前頭葉の萎縮によって起きていると考えられるのです。

認知症の症状の有無を調べるためにおこなう一番簡単なテストに、被験者にその日の日付を尋ねるというものがあります。日付は毎日変わりますから、「今日は何月何日ですか？」と質問して、「２０１８年5月21日です」など正確に答えられるならば、その人はまず認知症ではありません。

ところが認知症ではなく、前頭葉に脳腫瘍や脳出血がある人の場合、「今日は何月何日？」と聞かれたときに、「２０１８年5月21日です」と正しく答えることはできても、そのすぐ後に「じゃあ、あなたの生年月日は？」と聞くと、これにも「２０１８年5月21日です」と答えてしまうことがあるのです。

生年月日はそれぞれの人に固有の、一生変わらない数字なので認知症が相当に進行した人でも多くの場合は覚えているものなのですが、前頭葉に損傷があると、最初の質問に囚われて次の質問への対応に移るのが困難になります。これが、「保続」と呼ばれる症状です。

あるいは「保続」症状のある人の場合、知能は保たれているので「５２７＋３２１は？」と聞かれたときに「８４８」と正答することはできるのですが、次に「４３９

＋２１８は？」と聞かれると、また先ほどと同じく「８４８」と答えたりしてしまいます。

今のところ指摘している人は私のほかにあまりいないようですが、私はこの「保続」の軽いものが、脳腫瘍や脳出血がなくとも加齢によって前頭葉機能が低下した人には起きているのではないか、と考えています。

一般に、年をとると行動や考え方が保守化します。ある業界を取り巻く環境が昔とは一変しているにもかかわらず、ベテランの営業マンが若い頃から馴染んだやり方を変えられないこと、あるいは住み慣れた場所から知らない街への引っ越しをひどく憂鬱に感じたり、行ったことのない場所に行くことをひどく億劫《おっくう》に感じたりすることは年をとった人にはありがちなことでしょう。私はこうした現象も、前頭葉の萎縮にともなう「軽い保続」ではないかと疑っているのです。

身近な例でいえば、会社で若手社員が提案してきたアイディアを古株の社員が頭ごなしに否定し、「営業というのはそういうもんじゃないんだ」といった説教を始めてしまうのは、「軽い保続」の典型的な例だと思われます。

あるいは、左右いずれかの政治志向にこだわってその枠内でしか物事を見られなくなってしまったり、似たような論調や同じ著者の本しか読まなくなってしまうなどの例も、「軽い保続」のバリエーションのひとつであると言えるでしょう。

若い頃は左寄りの考え方だった人が右翼に転向したり、逆に昔は右翼だった人がリベラルに転向するといった話は、中年期にさしかかる以前までならそれほど珍しいことではありません。ところが、40代の時点で右翼の人が60歳を過ぎてリベラルに考えを改めた、などの例は、その逆のパターンも含めて不思議なほど聞かれません。私の知るかぎり、60歳過ぎて自らが賛美してきた新自由主義経済学を批判した経済学者の中谷巌《なかたにいわお》先生は数少ない例外です。その一方で、若い頃から右寄りだった人が年をとってさらに強固な右派になり、左寄りの人はますます筋金入りの左派になる、といった現象なら掃いて捨てるほど世の中には転がっています。

## 前頭葉の萎縮は遅らせることも可能

ここまでの話を読んで、若干憂鬱になりはじめた読者諸氏もいるかもしれませんが、あなたがまだ40代であるならひとまずは安心してください。50代であるとしても、まだ諦めるには及びません。

私がたくさんの脳ＣＴや脳ＭＲＩ画像を見て気づいたもうひとつのことは、前頭葉が萎縮するペースは個人差が非常に大きいということ。そしてそれ以上にその機能の低下にはもっと大きな個人差がある（教育が悪いせいか、日本では若い頃から前頭葉の機能の悪い人もたくさんいます）ということです。

脳の機能のうち、人間が使いこなせているのは潜在的な力のせいぜい10分の１程度であると言われています。前頭葉が加齢により萎縮する現象自体を避けることは中長期的に見れば不可能ではありますが、比較的若いうちに生活習慣を見直したり、思考パターンを訓練することで、多少萎縮しても少なくともその機能の低下は、相当程度遅らせることは可能なのです。

20代のうちから意欲や創造性を早くもなくしてしまう人が世の中には腐るほどいる一方で、80歳を過ぎても画期的なアイディアを次から次へと思いつき、溢れんばかりのバイタリティで実現してしまう人も現実にたくさんいます。

日清食品の創業者である安藤百福《あんどうももふく》氏が世界初のインスタントラーメンである「チキンラーメン」を完成、発売したのは48歳のときでした。その事業意欲は最晩年に至っても衰えず、安藤氏が95歳のときにＪＡＸＡ（宇宙航空研究開発機構）と共同で宇宙食を開発しています。

任天堂の社長を長らく務め、75歳で引退した山内溥《やまうちひろし》氏もまた、亡くなるまで前頭葉を使いつづけたタイプの経営者でした。

もともとは花札やトランプのメーカーだった任天堂は、先代社長である祖父から山内氏に社長交代すると、つぎつぎと革新的な玩具を世の中に送り出していきました。

「パンタグラフのように伸び縮みしてモノを摑む「ウルトラハンド」や、センサーが仕込んである「光線銃SP」などは私が小学生の頃のヒット商品です。このヒットにより、エレクトロニクスを用いた商品に未来があると確信した山内氏が開発を命じたのが、家庭用コンピュータゲーム機の「ファミリーコンピュータ（ファミコン）」でした。これが発売されたのは山内さんが55歳のとき、つづく大ヒット商品である「ゲームボーイ」の発売は61歳のときです。

前頭葉は使いつづけているかぎり、そう急激には衰えるものではないということは、第一線の漫画家たちを見ていても実感します。かつては漫画家といえば現役でいられる期間が短く、20代、30代のうちに稼げるだけ稼いでリタイアする職業と思われていましたが、今では50代や60代の漫画家はすっかり珍しくなくなりました。

じつは、私は浴風会時代、相当高齢なのに、アクティブで思考が柔軟で、そのため周囲に若い人がたえず集まっていた現役の政治家のCT画像を見たことがあります。その人の前頭葉は名前を伏せて見せられたら、認知症と診断するレベルのものでした。脳の萎縮と知能低下は必ずしも比例のような関係ではないし、前頭葉が縮んでいても、りっぱに機能する人がいることを、そのときに痛感させられました。

## 前頭葉の機能低下を抑えるための思考法

前頭葉を鍛えるための手っ取り早い方法としては、日常生活におけるルーティンをなるべく避けることがまず挙げられます。

たとえば、毎日の会社から自宅までの道順を時々変えて、普段はあまり通らないルートをあえて選んで家まで帰ってみるのです。ランチでも行きつけの店にしか行かないというのでなく、いくつもの店を食べ歩き、できたばかりの店にもとりあえず行ってみる。これまであまり扱ったことのない食材を使った料理に時々挑戦してみるというのもいいでしょう。

もう少し知的な前頭葉の鍛え方としては、自分とは真逆の、相容れない意見の本をあえて読んでみるのも良い刺激になります。

最近は読書人口、つまり本を読む人の絶対数じたいが減少傾向にありますが、そのなかでも比較的本を好む「読書家」と呼ばれるような人でさえ、自分とは異なる主張が書かれている本は読みたがらない傾向があるように思えます。

たとえば、北朝鮮が独裁国家であることは他の本を読んでいてすでによく知っているはずなのに、あたかもそのことを確認したいがためにまた似たような本（あるいは同じ著者の本）を読む。そうした読書は、自分の意見を代弁してもらったような気がして気分がいいかもしれませんが、そればかりやっているのでは前頭葉への影響という点でじつに良くありません。

仮にあなたが保守的な政治志向の持ち主で、新聞なら産経新聞、雑誌なら『正論』の愛読者だとするならば、正反対の論調で知られる朝日新聞、あるいは『世界』や『週刊金曜日』などの雑誌を読んでみる。逆にふだん朝日新聞や『週刊金曜日』を読んでいる人は産経新聞や『正論』を読んでみるのです。

人は自分とは相容れない意見やイデオロギーに触れたとき、ついつい斜に構えてしまうものですが、それらだって真正面から向き合ってみれば意外な発見のひとつやふたつはあるかもしれません。仮にそうした発見が何もなかったとしても、「それは違うぞ」などと心の中で「ツッコミ」を入れながら読むことになりますから、前頭葉にはとても良い刺激になる、というわけです。

## 「あれもこれも思考」

こうした姿勢を、本を読むときにかぎらず日常生活全般で実践すれば、より効果的な前頭葉の訓練になるでしょう。具体的には、「目的Aを達成するにはBという方法しかない」とか「自分のこの考え方が絶対に正しい」といった「決めつけ」型の思考から抜け出し、世の中には自分が正しいと思っている方法や理論以外にも正しい方法や意見が存在する可能性をつねに意識する思考パターンを日常生活の基本にするのです。

たとえば職場の若手社員などから出される意見に対しても頭ごなしに否定するのではなく、「もしかしたら、彼らの言うことが正しい可能性もあるな」くらいに受け止めてみるということです。

これは何も若者の言うことを、その内容如何にかかわらずつねに全面的に認めましょうという話ではありません。そうではなく、自分では自分の意見が正しいと思っていても、それが「100パーセント正しい」と思うのをやめようということです。あちらにも何パーセントか何十パーセントかは正しさがあり、双方の正しさがせめぎ合うなかで議論が成立しているという思考パターンを意識する。あるいは、どちらかが正しくてどちらかがまちがっているのでなく、両者が正しい可能性があることを留保する。私はこれを、「あれもこれも思考」と呼んでいます。

## 40代になるとセロトニンの減少も始まる

ところで40代の脳に関しては、ここまで述べてきた前頭葉の萎縮とは別に、神経伝達物質の一種であるセロトニンの分泌量が低下しはじめるという問題も起こります。

セロトニンが減少すると鬱になりやすくなり、意欲もなくなります。さらにはこの伝達物質が不足気味のときは、不安感が高まっていろいろなことが心配になったり、イライラしやすくなったりもします。

私には現代の40代が、ひと昔前の40代とくらべるとずいぶんと危険な状態に置かれているように感じられます。というのも、彼らの世代になればストレスに耐えるためのこの重要な伝達物質が減退していく一方で、職場でのストレスが一般的に昔よりも過大なものになっているからです。

終身雇用や年功序列の制度が盤石だったひと昔前なら、40代は20代、30代のときにしておいた苦労が報われる年齢でした。若い頃は馬車馬のように働き、安月給と上司からの理不尽な命令に耐える日々がつづいたとしても、40代になって管理職の椅子さえ回ってくれば、あとは部下を動かすことがメインの比較的ラクな立場になることができ、クビの心配をほとんどしなくていいばかりか、賃金は若い頃よりもたくさん貰えることがどこの会社でも普通だったからです。

私は、終身雇用にしても年功序列にしても「若い頃に会社に貸していた掛け金を、体力も気力も衰えてくる中年以降に返してもらえる」という意味で、少なくとも脳科学の立場からみるとなかなか合理的な仕組みであったと評価しています。ところがこの優れた仕組みを1990年代以降の経済界とマスメディアが盛んに槍玉に挙げて崩壊させてしまった現在では、40代は依然として20代、30代並みに働き、出世競争を勝ち抜かなければリストラ対象になりかねません。

一方でこの日本という国では、年をとればとるほど子どもの教育費がかかり、自分の医療費も増えるようになっていますし、さらには住宅ローンを35年かけて、しかも全借入額の約半分を毎年2回出るボーナスから返済させるなど、終身雇用や年功序列を前提とした社会システムがすでに構築されてしまっています。

さらに言えば、年金や医療費の自己負担額などは昔よりもむしろ増えています。前提となる雇用環境を破壊される一方で負担ばかり増やされている40代が、なぜ怒りの声を上げないのか。私には不思議でなりません。

## 不安への耐性を高める

話は少し横道にそれましたが、いずれにしてもそうしたシビアな職場環境に晒されている40代だからこそ、不安への耐性を高めておくことが必要になってきます。

先ほども述べたようにセロトニンの分泌量が少なくなると鬱になりやすくなります。また40代になると寝つきが悪くなったり、夜中に目が覚めてしまうことが増えてくる人が多いのですが、これもセロトニンが減ってきていることの兆候です。こうならないよう、40代を過ぎたらなるべくセロトニンが分泌されやすくなる生活を心がける必要があります。

セロトニン分泌に大事なのはまず食事です。特に肉をたくさん食べることです。年をとったら肉を食べる回数を減らし、野菜中心の食生活に移行しなければいけないと漠然と考えている人がきっと多いのではないかと思いますが、タンパク質の摂取量が減るとセロトニン不足が起こりやすくなるので、精神衛生の観点からはまったくのまちがいです。

それ以外では日中によく日光を浴びることも大事です。自室にいるときは部屋をなるべく明るくし、散歩の習慣をつけるよう心がけましょう。

なお、こうした生活習慣の改善によって予防していたにもかかわらず、それでも鬱になってしまったときは、やはり医療に頼るのが賢明です。私が老年精神医学に長年携わってきた経験から言えば、高齢者の鬱は若者の鬱とくらべて抗鬱剤の効果が高い傾向があります。

若年者の場合、セロトニンの分泌量減少によってというより、(友人関係など)心理的要因で鬱になる、というケースが多いのが特徴です。それに対して中高年の場合も心理的要因は当然無視してはいけないのですが、一方でもともとセロトニンの分泌量が少なくなっているがゆえに、これを薬で補うことでかなりの改善が見られることが多いのです。

私も以前に、妻もお子さんも亡くして天涯孤独、さらにパーキンソン病まで患っていて、「私はもう長く生き過ぎました」などと投げやりなことばかり話す鬱病の高齢男性を診察したことがあります。状況を考えるととても治せる自信はなかったのですが、それでもこの患者に鬱病の薬を処方してみました。すると、それまですっかり失われていた食欲が戻り、体が不自由なのに外出する意欲まで取り戻した、ということがありました。

なお若年性の鬱病に薬が効かないことは、じつはかなり昔から臨床医のあいだでは知られていたことではあるのですが、2012年に日本うつ病学会が、24歳以下の鬱病の薬処方には注意すべきとのガイドラインを発表しました。現在では厚労省も、小児等（18歳以下）に抗鬱剤が効くというエビデンス（根拠）はないと認めています。

## 磯野フネさんは48歳

40代に入って衰えはじめるのは、もちろん脳（前頭葉やセロトニンの分泌）だけではありません。とはいえ現代の40代が栄養状態の改善などにともない、昔の40代よりも身体的にずいぶん若くなっているのはほとんどまちがいのないことです。

たとえば、漫画『サザエさん』のキャラクターである磯野フネさん（主人公一家・磯野家の主婦）は、作品の公式設定によると48歳（原作漫画の設定。アニメでは52歳）ということになっています。

フネさんは現代の視聴者の感覚では60代でもおかしくないイメージのキャラクターですが、長谷川町子《はせがわまちこ》さんが原作漫画の連載を始めた1946年（昭和21年）の時点では、フネさんのような女性が40代後半女性のひとつの典型像だった、ということでしょう。

一方で現代の48歳（2018年7月時点）にどういう人がいるかというと、女優の石田《いしだ》ゆり子さんや中山美穂《なかやまみほ》さん、横山《よこやま》めぐみさんなどがいます。

男性だと俳優の及川光博《おいかわみつひろ》さん、阿部《あべ》サダヲさん、タレントの宮迫博之《みやさこひろゆき》さん、上田晋也《うえだしんや》さん、博多《はかた》華丸《はなまる》さん、ネプチューンの原田《はらだ》泰造《たいぞう》さんと堀内健《ほりうちけん》さんらがやはり48歳です。

ちなみに、フネさんの夫である磯野波平さんは54歳という設定ですが、2018年7月時点で54歳の著名人を調べたところ、皇太子妃雅子さま、ダウンタウンの松本人《まつもとひと》志《し》さん、俳優の伊原剛志《いはらつよし》さん、マルチタレントのリリー・フランキーさん、ハリウッドスターのブラッド・ピットさんらがいました。

現在の40代、50代の見た目が昔より若返っていることは、こうして著名人の名前を並べてみるだけでもあらためて実感させられます。

## 感覚器の老化だけは防げない

このように、現代人は総じて見た目が若返っているのですが、見た目が若いというのは単に服装や化粧の問題ではなく、肌や歯、髪の毛や筋肉の質など全体的に肉体年齢が若返っていることの反映でもあるでしょう。ただ、眼科や耳鼻科を専門とする医師たちに言わせると、感覚器（目、耳、舌）だけはどうもそれに当てはまらないようで、40代の後半頃から老眼になる割合は、今も昔とあまり変わらないようです。

そういえば『サザエさん』には、フネさんが裁縫をするために老眼鏡をかける場面がよく出てきます。昔の40代といえば「初老」の異称でしたから、老眼鏡をかけたところで世間から奇異に見られる心配はありませんでした。

しかし今の40代の場合は感覚器以外の面ではまだまだ若いという意識が強いでしょうから、話はそう簡単ではありません。おそらくすでに相当見えづらくなっているのに、老眼鏡をかけたがらない、あるいは自分がかけることなど考えられないがゆえに不自由している人も相当にいるのではないでしょうか。

最近は老眼鏡ならぬ「メガネ型拡大鏡」が大ヒット商品になっているそうですが、このヒットの背景には、老眼鏡をかけることへの抵抗感がまだまだ強い、40代や50代の微妙な心理があるような気がします。売るほうもそれを狙っているのか、50代の代表的な俳優と言える渡辺謙《わたなべけん》さんと40歳になったばかりの菊川怜《きくかわれい》さんをCMに起用しています。見た目が若くても小さい字が見えないのは当たり前であることを訴えたかったのかもしれません。

本書の「はじめに」にも書いたように、一人の人間の人生には老いに抗うべきタイミングもあれば、受け入れるべきタイミングもあるわけですが、感覚器の老化は40代にとって受け入れるべき最初の老いであると言うこともできるでしょう。「メガネ型拡大鏡」もいいですが、あれはあくまで拡大鏡（ルーペ）であって老眼鏡のように遠視や乱視を調節してくれる機能はありませんし、生活の質向上を考えるならやはり素直に老眼鏡をかけるほうがより大きなメリットが受けられます。どうしても抵抗がある人には、最近では老眼用のレーシック（視力矯正）手術をしてくれる眼科医院もあります。

私が長年臨床をやっている経験からよくもどかしい思いに駆られるのは、高齢で耳の衰えがかなり進んでいるにもかかわらず、補聴器の装着を嫌がる患者がとても多いことです。たしかに昔の補聴器は性能も装着感も悪く、ノイズもありましたが、最近の製品はほとんど問題のないレベルにまで改善されていますので、つけないよりはつけたほうが絶対にいいはずなのです。それにもかかわらず補聴器をつけるのを拒否し、その結果として人の話を聞くことができず、果ては「自分の悪口を言われているんじゃないか？」と被害妄想気味になってしまったり、コミュニケーションに参加できないせいで軽度だった認知症が進行してしまう患者がとても多いのです。

医師としては、「若い人でも、近視になれば眼鏡をかけたりコンタクトレンズを装着したりするじゃないか。老眼鏡や補聴器だってそれと同じものなのに、なぜ素直に使ってくれないのか」と思わざるをえません。

なお私は眼科は専門外ですが、眼科の先生方に言わせると、老眼鏡などをかけることによって、かえって老眼が進むというのは完全な迷信だそうです。

## 性ホルモンの減少

じつは40代に起こる身体的な変化のうち、おそらくその人の生活にもっとも幅広い面で影響をおよぼすのは「性ホルモン分泌量の減少」、つまり更年期障害が始まることです。更年期障害といえばかつては女性特有のものというイメージが強かったものですが、２０００年代に入って漫画家の故・はらたいらさんが著書などで闘病体験を語ってくれたおかげで、男性にも更年期障害があることがようやく広く知られるようになってきました。

女性の場合は栄養状態の改善のおかげか更年期が来る時期が全般的に昔よりも遅くなる傾向があり、40代で更年期が来るのは早いぐらいになってきているのに対し、男性の場合は40代から男性ホルモンが減る人が依然としてかなり多い傾向があります。

ひと昔前までは男性ホルモンといえば、性欲との関係で語られることがほとんどでした。男性ホルモンが減ったほうがいわゆる「枯れた」老人になれるとか、おとなしくなるとか、あるいは「浮気をしなくなるから結構だ」とさえ思われていました。

ところが近年、男性ホルモンの研究が急激に進んだことで、男性ホルモンの減少にともない性欲だけではなく意欲全般が落ちることもわかってきました。

男性ホルモンが減少すると、たしかに性欲が減退するのですが、単に性への興味が失われるのではなく人間そのものへの興味が薄れ、人づきあいが億劫になってきます。男性が中高年になると人づきあいが面倒になって家に閉じこもりがちになり、

「濡れ落ち葉」などと揶揄されるのは、まさしくこの男性ホルモンの減少によって起きていることなのです。

さらには男性ホルモンが分泌されなくなると判断力や記憶力などが鈍ってくることもわかってきました。これがあるゆえに更年期の男性は、「自分はボケはじめているのではないか」という疑問を抱きがちになるのです。

なお、前頭葉の老化がそうであるようにこの性ホルモンの分泌量にも個人差がありますので、人によっては40代以降に前頭葉と男性ホルモンの老化がどちらも始まることもあれば、この両方とも起こらないという人もいます。両方とも低下する人と両方とも低下しない人では、当然ながら意欲の面でものすごい差が生じてきます。

対照的に女性の場合、更年期以降は男性ホルモンが増えるのが普通なので、年をとってから若い頃よりも何ごとにも意欲的になって、人づきあいにも積極的になる人が増えます。よく観光地などでお年寄りの団体旅行に出くわすことがありますが、あれが女性同士であることのほうが圧倒的に多いのはホルモン医学の見地からみると当然のことなのです。

## 性ホルモンと優しさの関係

さらには最近の研究によって、どうやら性ホルモンが「優しさ」に関係あるらしいこともわかってきました。２０１２年に科学雑誌『ネイチャー』に掲載されたユトレヒト大学のホンクらの論文によると、被験者の女性に男性ホルモンのジェルを塗布して男性ホルモンを増やすという実験をおこなったところ、寄付をしたいという額が増えたり、ボランティアをやりたいという人が増えたというように、思考パターンに変化が起きたというのです。ここから、どうやら男性ホルモンが多い人のほうが公共性が高く、弱者に優しいということがわかってきました。

このように書くと男性は一般に優しく、公共心も強いけれど女性は……と思われかねませんが、男性ホルモンが少ない男性の場合、逆のことが生じるでしょうし、女性でも男性ホルモンが多い人はおり、そういう人はやはり優しくて公共心が強く、そして性欲も旺盛です。

ここ数年、女性政治家たちが妻子ある男性と不倫するたぐいのスキャンダルが何かと多いようですが、そうした議員たちほど待機児童問題や障害児の福祉問題など弱者救済のための政策に積極的に取り組んでいたりします。これがまた世間的には「弱者の味方のような顔をして不倫などしやがって」という一種の偽善としてとらえられてしまうのですが、ホルモン医学的に見ればこのことは何もおかしくありません。

裏返せば下半身のスキャンダルがまったく出てこない日本の偉い政治家は、テレビのワイドショーで叩かれる恐れがない代わりに政策は弱者に冷たいかもしれません。

**知っているようで知らない健康診断の話**

40代で特に気をつけるべき身体の衰えとしては、以上に述べたような前頭葉の萎縮やセロトニン、性ホルモンの分泌量減少がありますが、人によってはこれ以外の点でも医師から肉体的な衰えを指摘され、焦ることは当然あるでしょう。

特に日本の場合、使用者が労働者に健康診断を受けさせなければいけないという世界的には珍しい労働安全衛生法の規定があり、事実上健康診断を受けなければいけなくなっています。40代以降はこの健診に「ひっかかる」、つまり検査データに異常な数値が出ることが増えてきます。

ただこの健康診断に関しては取り扱いをまちがえないようにしたいものです。というのも日本の健康診断の検査データは多くの場合、健康と考えられる人の平均をはさんで95%の範囲におさまる人を「正常」、高いほうでも低いほうでもそれをはみ出した5%を「異常」と判定されるように作られており、GOT（グルタミン酸オキサロ酢酸トランスアミナーゼ＝肝機能障害の兆候を知る手がかりとされる数値。現在はASTと呼ぶことが多い）が高かろうが、コレステロール値が高かろうが、それはあくまで平均プラスマイナスの標準偏差で決めているだけのものであるからです。数値が異常だからといって、それが明らかに病気につながるかといえば、そのようなしっかりしたエビデンスのある検査はじつはあまりありません。そもそも「健康と考えられる人」なのに、その95%をはみだした値の人が「異常値」だとされているのですから。

現在、日本の健康診断では50〜60項目に関する検査をおこなうのが一般的かと思いますが、これらのうち、エビデンスがあるものは血圧や血糖値などせいぜい5項目ぐらいです。つまり、血圧や血糖値がものすごく高い場合などは、その時点や将来にその人の健康状態に明らかによくないことが起こる（これも確率論なのですが）と認められるものの、それ以外の項目に関しては数値がよかろうと悪かろうとほぼ当てになりません。

特に典型的なのがコレステロール値の検査でしょう。健康診断でコレステロールの値が高かったせいで食生活の改善を求められた人は多いでしょうが、じつはコレステロール値の上昇と健康の悪化を関係づけるはっきりしたエビデンスというものは、少なくとも日本では存在しないのです。

正直なことを言えば、私は健康診断については受ける価値などほとんどないと思っています。

健康診断を受けた人がコレステロールや血圧の数値になぜ一喜一憂するかといえば、それらが原因となって起こると言われている動脈硬化や脳梗塞、心筋梗塞などの重篤な病気になることを恐れ、それらを予防したいと思っているからでしょう。しかしその割に、健康診断で悪い数値が出てその後もほったらかしにしていたのに心臓の血管が一向に狭くならない人もいれば、逆にまったくの正常値だったのに心筋梗塞で倒れる人もいるなど、健康診断の結果と実際の健康状態があまりリンクしていないのが日本の健康診断の実際なのです。それ以上に問題なのは、そのリンクを長期の大規模調査で追跡した研究が日本ではほとんどないことです。疾病構造も（世界中の多くの国で死因のトップは心疾患なのですが、日本はガンで死ぬ人が急性心筋梗塞で死ぬ人の10倍いて、心筋梗塞で死ぬ人は世界で最低レベルです）食生活も違う海外のデータを無理に信じ込まされているという実情があります。

## 意味があるのは脳ドックと心臓ドックだけ

ただ私は、心臓ドックと脳ドックにかぎっては受ける価値があると思っています。その理由は心臓ドックに関して言えば、日本の心臓外科医は海外とくらべて圧倒的に医師一人当たりの手術件数が少ない（要するに手術に慣れていない）ため一般的にバイパス手術の技術が低いかわりに、内科的な血管内治療の技術がきわめて高いからです。内科的な血管治療というのは、カテーテルを通してバルーンを膨らませて、血管が狭く詰まりそうになっているところを広げたり、あるいはステントという器具を血管内に入れることでそこを詰まらなくする治療です。要するに心臓ドックで、冠動脈と言われる心臓を取り巻く血管に狭窄が見られたら、そこを広げる技術が充実しているということです。あるいは、このドックで解離性大動脈瘤などがみつかれば、それに対する処置もある程度可能です。

また脳ドックに関しても、多くの人は認知症予防のために受けているという認識でしょうが、残念ながら脳ドックは認知症の予防にはなりません。しかしそのかわりMRIで脳の血管がかなりきれいに撮影できるので、脳ドックを受けることである程度以上の大きさの動脈瘤を見つけることができます。動脈瘤を早期発見できれば、カテーテルを用いてその部分を固めるなど動脈瘤を破裂させないようにする予防手技《しゅぎ》が受けられます。

２０１８年には西城秀樹《さいじょうひでき》さん、大杉漣《おおすぎれん》さんなどまだ60代の著名人があいついで急性心不全で亡くなっていますが、私は新聞でこの二人の死亡記事を読んで、少しばかりやりきれない気持ちになりました。

解剖結果などがわかりませんが、大杉さんの場合は腹痛を訴えた約４時間後に亡くなっており、直接の死因は心筋梗塞か大動脈解離、いずれにしても心臓のどこかの血管に問題があったことが原因と考えられます。じつはこれらはいずれも、心臓ドックを受けてさえいれば発見される可能性の高い病気です。

また西城秀樹さんのケースでは、48歳と56歳のときに２度の脳梗塞を起こしています。２度も脳梗塞を起こすのは相当に血管が詰まりやすい体質ということでしょうから、２度目の脳梗塞を起こした時点では脳だけでなく心臓の動脈硬化が起こっている可能性も当然疑ってみるべきでした。

こうしたことの背景には、日本の医師特有の縦割り意識があったのではないかと私は疑っています。一般に、診療が「臓器別」でおこなわれる日本の医療現場では、脳梗塞を複数回起こしたからといって、「じゃあ、心臓も調べておきましょう」と言ってくれる親切な脳外科医はなかなかいないものなのです。

## 「20年理論」

私は、健康診断を受ける意味が仮にあるとすれば、それをもとに自分自身の「20年後」の健康状態を予測することだろうと考えています。つまり、検査でコレステロール値や血圧、血糖値が高いと診断されたのならそれは動脈硬化のリスクファクター（危険因子）ということになりますが、ほんとうにそれによって脳梗塞や心筋梗塞になるのはだいたいの場合20年などかなり先である、ということです。

したがって、仮に40代で血圧や血糖値などの異常値が出はじめたのならばその検査データを過剰に恐れるのではなく、脳梗塞や心筋梗塞が「20年以内に」起こりかねないという自覚をもち、そうなる前に脳ドックや心臓ドックを受けるという心構えが大事だということです。

こうした考え方は「20年理論」と呼ばれることがあります。要するに喫煙であれ飲酒であれ、40代のうちはそのリスクが20年後にやってくるという意味で気にしましょうということです（したがって病気予防のために運動などを始めるなら、40代のうちがベストでしょう）。

もっとも、20年といえば医学の研究が大幅な進歩を遂げるにはじゅうぶんな時間ですので、ひょっとしたら20年後にはｉＰＳ細胞（人工多能性幹細胞）をフル活用した再生医療が実用化されていて、多少の動脈硬化であればｉＰＳ細胞をぱらぱらと動脈にまくことで血管が若返って治ってしまうことだってあるかもしれません。

もちろん、ほんとうにそうなるかどうかは誰にもわかりません。しかし、未来における医学の進歩を信じられるのであれば、検査結果を闇雲に恐れるよりは、とりあえず先ほど述べたように心臓ドックなり脳ドックなりを受けて突然死のリスクだけは避けておき、それ以上のことに頭を悩ませるのはやめておくのが精神衛生上もベターであろうと思います。

## 鬱は早期発見が大事

さて、ここからは40代のうちに気をつけておくべき家族の問題について考えていきましょう。40代になるとセロトニンの分泌が衰えるので、自分が鬱になるリスクが高くなるのは先ほども述べたとおりです。ただし、結婚をしていれば、配偶者も同世代という人が多いでしょうから、自分だけでなく妻（夫）もまた鬱になりやすい年齢であることを意識しておく必要があります。あるいは、親が定年退職後に鬱になってしまうことだってありえます。

鬱は早期発見、早期治療するほど治療効果が高まります。２０１０年３月には内閣府が「お父さん眠れてる？」というコピーのポスターを作成し、鬱の兆候である睡眠不足の自覚を促す自殺対策キャンペーンをおこないました。もっとも多い頃には年間３万４４００人もいた日本の自殺者が現在２万１３００人ほどに減ったのは、こうした啓発活動の影響も大きかったと思います。

また新潟県の旧松之山町（現十日町市）では１９７０年から86年までの65歳以上の高齢者10万人あたりの自殺者が４３６・６人で、自殺率では全国平均の9倍と異常に高かったのですが、これも精神科医を中心に高齢者の鬱対策に取り組んだところ、７割減らすことに成功しています。

鬱病など自分と関係のない病気であるかのように思っている人は多いかもしれませんが、ほとんどの鬱病患者も実際に自分がなるまではそう思っているのです。家族の様子を見ていてあまり眠れていないとか、短期間にめっきり痩せてしまった、口数が減ったなどの様子が見られたり、「早くお迎えが来てくれないかな」などという言葉が親の口から出てきたなら、その時点で警戒し、なるべく早く医者に連れていくことが必要です。

内閣府の「お父さん眠れてる?」ではありませんが、配偶者が就寝中に中途覚醒することが増えてきたり食欲が落ちているなどの兆候が見られたら、すぐに医者に連れていくべきでしょう。「眠れない」からといって飲酒の量が増えているなんていうのは、一番危険な兆候です。

## 「反抗期があった子のほうがいい子に育つ」はウソ

40代といえば、まだまだ子育てに時間もお金もかかる時期です。ここからはティーンエージャーくらいの年代の子を持つ40代の父親・母親を想定して、子育てをするうえで心がけるべきことを考えていきましょう。まず知っておいてほしいのは、これまでの子育てにおいて常識のように言われてきた「反抗期があった子のほうがいい子に育つ」という話にはなんの根拠もないということです。

幸いというべきか、最近の10代は思春期に入っても親との関係が幼い頃とあまり変わらず親密で、反抗期を経験しないまま10代を終えるという子も多いそうですが、それでなんの心配もありません。

「反抗期があったほうがいい子に育つ」となぜこれまで信じられてきたかといえば、精神分析の祖であるジグムント・フロイトやその娘のアンナ・フロイトなどがそういう仮説を立てたからです。しかし1960年代の後半に、シカゴ大学のダニエル・オファーという人が、*The Psychological world of the teen-ager* という著書のなかでこの仮説がまちがっているということを統計的に明らかにしました。オファーが18年間に2万人のアンケート調査をおこない、その調査結果を分析したところ、思春期に激しい反抗があった子となかった子で比較すると、前者のほうが将来において犯罪者になる確率が高かったのです。

たしかに親を大事にする子どもは親に褒められたい、安心させたいという心理から日頃なるべく良い振る舞いをするでしょうし、友だちから悪い誘いを受けた瞬間に脳裏に親の顔が浮かんだりします。その意味で、マザコンと言われるくらいのほうが社会適応しやすいというのは理にかなっています。

## 子どもの受験で40代親が気をつけるべきこと

40代の親が子どもとの関係で気をつけなければいけないのは、「お前に○○はできない」「○○をしてはいけない」といった言葉を子どもに向かって言わないことです。これらは口にすることで、その子自身の価値を否定することになってしまうからです。

たとえば私はこれまで受験のための勉強法の本も何冊か書いていますが、それを読んだ読者の方から、「素晴らしい勉強法だけど、うちの子には無理だと思った」という感想を貰うことが何度かありました。しかし彼ら、彼女らになぜ「我が子には無理」と思ったのかその理由を尋ねると、案外子どもも本人よりも、親であるその人自身のコンプレックスが原因になっていることが多いように感じられるのです。

成績が良くても家の経済事情ゆえに大学に行かせてもらえないことが多かった高度成長期前までの受験生と違って、今の受験生の親たちは、大学に行きたければ行かせてもらえた人が多い世代です。ただし彼らの場合、思うように成績が伸びなくて第一志望の大学に行けなかった経験もかなりの確率で持っています。それが彼らの、「あれだけ勉強しても第一志望に受からなかった自分の子が、いい大学に入れるわけがない」という思い込みに往々にして繋がっているように感じられます。

　しかし親のほうで「うちの子には無理」と思ってしまうと、子どものほうでも自分に寄せられる親の期待が低いことには嫌でも気づくものですし、そうなれば子どもが受験に向かうモチベーションだって低下してしまいます。子どもに「俺（私）だってやればできるかもしれない」と思わせるくらいの能天気さを、親の側が率先して持っているくらいのほうが受験はうまくいくものです。

　受験に関して現在と昔とで一番違うのは、わかりやすい参考書や、わかりやすく教えてくれる予備校の先生がたくさんいること、そして私が書いた本を含め、受験のテクニックを解説した勉強法の本がいっぱい出ていることです。こうしたものを上手く使えばいくらでも子どもの成績を伸ばす余地があるのに、親のほうが先に諦めてしまうのはあまりにもったいないことです。

　勉強はテクニックを知っているか知らないかで大きな差がつきます。だいたい、スポーツの場合はルールや身体の動かし方を教えてから練習させるのに、なぜ勉強だけはみんな自己流でやってしまうのでしょうか？　それぞれが自己流のやり方で勉強すれば、できる子とできない子が生まれるのは当たり前です。

これは別に受験にかぎったことではありません。たとえば自動車のセールスをするにしても、最初から自己流で売るよりも営業の上手な人の真似をしたほうが少なくとも最初のうちは成果が出やすいでしょう。巷で売られているビジネス本やハウツー本はインテリほど小馬鹿にして読まなかったりしますが、そういうものをバカにせず素直に読めること、他人から学ぼうと思えることは一種の「生きる力」だと私は思います（じつは、本書もそれを前提に書き進めています）。

私は、自分の4人の子ども（3男1女）を全員東京大学の理科Ⅲ類に合格させ、そのノウハウを本にまとめてベストセラーにした佐藤亮子《さとうりょうこ》さん（通称「佐藤ママ」）と過去に3回ほど対談しているのですが、その対談を通じて知ったのは、彼女が拙著も含めて他の人の書いた受験のための勉強法の本を驚くほどたくさん読んでいることでした。しかも佐藤さんの場合は、そうやって数多ある勉強法のなかから自分の子に一番合っているものを選んで使い分けており、きょうだいだからといって同じ勉強法を押しつけていたわけでもないのです。

私自身、灘高校という学校で友人や先輩から伝わってくる受験テクニックを身につけたおかげで東大に合格できたと今もって信じています。親が高学歴だと子どももそうなりがちなのは、遺伝ではなくテクニックの伝承だと私は考えています。実際、親が東大卒でも、政治家や財界人として忙しい場合は、意外に子どもの進学実績がよくないという話は往々にして聞きます。

思うに、現実を知ろうともせず世間に流布しているイメージだけで何かを話したがるのは、日本人の特に悪いところではないでしょうか。かつて私が「ゆとり教育」批判の論陣を張っていた頃に一番驚いたのは、「うちの子は勉強ができない」と嘆く割に、その子が学校でどんな勉強をしているのか知ろうとしない親が多いことでした。

当時出会った親の多くが、「ゆとり教育の是非が議論になっているので子どもの教科書を読んでみたのですが、読んでみてはじめて、こんなに内容がスカスカになっていることを知りました」と話していたのを今でもよく思い出します。受験生の子どもをもつ親には、まずそのような姿勢からあらためてほしいものです。

## 会社から早期退職などの圧力をかけられたら

最後に、40代が気をつけるべき職場での身の処し方を解説して第一章を締めたいと思います。

終身雇用・年功序列制度が普通だった時代、管理職に求められる資質は部下の話をよく聞き、上の意向とのバランスを取って調整する能力でした。こうした仕事は自己主張を押し殺せるほうがうまくいきますし、男性ホルモンが減退気味な人が管理職になることに特に問題はなかったのですが、昔と違って競争型のリーダーシップが求められるようになった現在の40代の場合は、男性ホルモンやセロトニンの分泌量を維持する必要性が相対的に高まっていると同時に、これらが減ることのリスクも被りやすくなっています。無慈悲なことではありますが、適応能力が落ちている人に対して会社側が早期退職や転職などを示唆してくることはきっとあるでしょう。

ただ40代ともなれば、そうした圧力に安易に屈してしまうとその後の人生が完全にアウトという恐れすらありますから、ここはなるべく会社にしがみつくのが賢明でしょう。今のご時世は長時間残業が許されなくなりつつあるので、職場でがまんしさえすれば、じゅうぶん長いアフターファイブが待っているのですから。

あるいは定年後に起業を考えているのであれば、何をどのように扱って起業するかというアイディアだけは40代のうちに温めておくほうがいいでしょう。私の知っている、ある定年後起業コンサルタントによると、定年間際や定年後に時間的余裕ができたことでようやく起業について考えるという人はだいたい失敗するそうです。

60代ともなると前頭葉が司っている創造性や意欲が40代の頃よりもかなり落ちているでしょうから、時代に即した事業計画を考えるのも難しいでしょうし、「軽い保続」の症状も出てくるので、自分より若い人間のおこなっていることを認められなくなってきます。40代の頃から意識して人脈を作っているならともかく、このタイミングで動きはじめたところで、豊かな人脈を築くのはもはや難しいでしょう。

その意味では起業する、しないにかかわらず、40代から意図的に人間関係を豊かにしていなかった人は定年後、想像もしていなかったような惨めな思いをすることにもなりかねないのです。

# 第二章　50代——人生の岐路

## 「老害」化する50代

50代になると40代の頃よりも前頭葉の萎縮が進み、その悪影響がさらに広範囲に出てくるようになります。毎日会社には行くけれど仕事への情熱などとっくに失ってしまった、悪い意味で「枯れた」人もいれば、逆に職場の小暴君となって部下に威張り散らし、若手の意見を無闇に押さえつける、一般に「老害」と呼ばれるパーソナリティが前面に出てくる人も少なくないでしょう。

70代や80代になっても実権を握りつづけて、メディアから「老害」と批判される人は政財界にはけっこう多い印象がありますが、彼らのように80代になっても現役でいられる人は一般の企業レベルでは意外とレアな存在であり、上場企業なら普通は役員にも定年があるのでそう長くはいられません。そう考えると、若手・中堅の会社員が自分にとっての「老害」として憎々しく感じている相手は、案外50代にこそ多いのではないでしょうか。

この構図は、日本の大学ではとても顕著に当てはまります。欧米の大学の場合、ある程度の能力を認められた研究者は30代でも教授に昇進させ、その後自分でグラント

(政府機関や民間の財団からの寄付)を集められるようになればそのまま大学に残るけれど、集められなければ去る、というのが普通です。ところが日本では教授が「上がり」のポストになっていて、定年を迎えるまで誰も明け渡そうとしないため、学問の健全な発展を歪めてしまうことが往々にして起きています。

たとえば、乳房を切除することなく乳ガンを治す「乳房温存療法」は今でこそ乳ガンの治療のスタンダードになっているものですが、近藤《こんどう》誠《まこと》氏(ガン治療の専門医。当時の肩書は慶應義塾大学医学部の専任講師)が１９８８年の『文藝春秋』６月号に「乳ガンは切らずに治る」という論文をはじめて発表したときは、ガン治療の権威たちから「とんでもない暴論」とこき下ろされ、アカデミズムからはまったく相手にされませんでした。しかしそれから15年ほど経ち、否定派の中心だった権威ある教授たちがこぞって定年を迎えると、まるでそのタイミングを見計らっていたかのように、乳房温存療法は一転して標準治療として認められる、ということがあったのです。

似たような話は糖尿病治療の分野でもあります。一般に糖尿病の診断ではブドウ糖とヘモグロビンの化合物である糖化ヘモグロビンの割合を表す「ヘモグロビンＡ１c」が重要な指標とされていますが、日本糖尿病学会では長いあいだこの正常値を

「6・0以下」とし、数値が6・1以上になったら「高血糖」であり、さまざまな病気の原因になると説明してきました。

ところが2008年、米国の医学雑誌『ニューイングランド・ジャーナル・オブ・メディシン（NEJM）』に掲載された論文がこの常識に真っ向から異議を突きつけました。ACCORD試験（米国およびカナダの77施設が参加した大規模ランダム化比較試験）の結果、ヘモグロビンA1cの値が7・0〜7・9のあいだで保たれた状態で一番死亡率が低く低血糖症も起こりにくいことが判明した、というのです。この発見により世界各国ではすぐに糖尿病治療の古いやり方があらためられていったにもかかわらず、日本糖尿病学会だけがなぜか7年以上のあいだ認めませんでした。

## 研究費を握る50代医学部教授

頭の固い50代の教授たちが自説と矛盾する新説を頭ごなしに否定し、場合によっては「圧力」に近い状況を作り出してつぶしてしまう……。私は医学の世界に身を置くなかで、そうした実例を飽きるほど見てきました。

日本の医学界の常識では、中年太り体型の人やコレステロール値の高い人は長生きできないことになっており、厚生労働省が「メタボ健診」を推進し、国民を痩せさせようと躍起になっています。しかし世界的に見れば、実際には少し太りぎみの人やコレステロールの数値が高い人ほど平均寿命が2年から8年ほど長い傾向にあることがさまざまな統計調査によって裏付けられつつあります。

そうした新説を、何らかの検証を経たうえで否定・黙殺しているのであれば別にいいのですが、日本ではこれらの真偽を検証する研究、あるいはなぜそのようなデータが得られるのかなどについての研究を誰もやろうとしません。日本では50代以上の教授たちが研究費を握っており、彼らが自分たちの主張に反する研究に研究費を出したがらないからです。

このような、社会の変化を受け入れられず自己の正しさを闇雲に信じることしかできなくなった50代が社会のあらゆる場所で中核を占めた結果、日本ではじつにさまざまな分野で進歩・発展の可能性の芽が摘まれてきたように私には思えてなりません。

しかも日本の場合、いくら制度としての終身雇用・年功序列が廃れたとはいっても、一度部長になった人が課長に降格されたり、教授が准教授に降格されることはほとんどありません。そのために老害的人物が周囲に明らかな害を及ぼしていても影響力を削がれることなく、依然として組織の上の方にいつづけられる構造があります。

これにより特に理系分野では、脳の機能が衰えて保守的になっている人が研究・開発部門で上層部にいるという、かなりとんでもない矛盾が起こっているようなのです。

## 心身の衰え

50代は、そのなかの前頭葉の機能が衰えた人たちが組織のなかで長老然としてしまう一方で、彼らが牛耳っている組織に適応しきれなかった人にとってはつらい時期です。もうこれ以上の出世ができないことは自覚せざるをえないでしょうし、もはや会社から必要とされていないことが周りの自分を見る目でなんとなくわかってしまうこともあるでしょう。場合によってはリストラの対象にもされかねません。

そうした状況に追い打ちをかけるのが、50代では40代の頃以上にセロトニンの分泌量が減っているため、より鬱病になりやすいということです。じっさい厚生労働省のまとめた「平成28年人口動態統計月報年計（概数）の概況」を見ても、「自殺」は50〜54歳男女の死亡原因の3位（1846人、23・7%）、55〜59歳の4位（1683人、22・6%）と上位にランクしています。

前頭葉の萎縮やセロトニンの分泌量減少にかぎらず、50代は40代に現れはじめたものがよりめだつようになる時期と言えます。

身体的な面では、40代のときには健康診断の数値としてだけ現れていたリスクが、30代から不摂生だった人に関しては「20年理論」の原則どおり具体的なかたちをともなって現れるようになります。たとえば40代のうちはかかる人がまだ少ない心筋梗塞や糖尿病は50代になるとそれなりに多くの人がかかるようになりますし、腎臓などに少しずつ障碍が出はじめ、ガンになる人も出てきます。

## 50代からのガン

ガンが発生するメカニズムについては完全には解明されていないのですが、現在の研究では「細胞のミスコピー」を原因とする説が有力になっています。つまり、人間の身体とは細胞がその人固有の遺伝子の情報に基づいて同じ細胞を再生産しつづけることによって形作られているものですが、再生産のくりかえしのなかで前の細胞を正確にコピーできないこと、つまり「ミスコピー」が生じることがあり、それがガンのもとになるのだ、という考え方です。

そうしたでき損ないの細胞は、若いうちはＮＫ細胞（ナチュラルキラー細胞）と呼ばれる免疫細胞が殺してくれるのでガンにならずに済むのですが、40代や50代になるとＮＫ細胞の活性度が若い頃の半分ぐらいに落ちてしまいます。一方ででき損ないの細胞は年をとればとるほどたくさん生成されるため、高齢者ほどでき損ないの細胞が身体に残りやすく、ガンにもなりやすくなるというわけです。

もっとも、身体に残ったでき損ないの細胞がほんとうにガンになるにも10年、20年といった時間がかかるので先の話ではあるのですが、ガンという病気は、かかるのが若いほど進行が早いという傾向もあります。年寄りのガンは進行が遅いことが多く、激しい転移もあまり見られないのに対し、50代くらいではまだ進行が早く、転移のリスクも高いのです。

そのため私の場合、「ガンになっても部位に関係なく切除してはいけない」と主張している前述の近藤誠先生ほど過激ではないのですが、高齢者のガンを切除することには消極的な立場です。というのは、たとえば胃ガンの患者の場合、手術でガンをすべて切除できたとしても手術後は栄養がじゅうぶん入ってこなくなるので、その後の衰弱が激しくなりがちで、高齢者ではその衰弱のほうが心配だと考えるからです。

何歳ぐらいまでは切り、何歳ぐらいからは切らないほうがいいというのは一概に言えるものではなく、ガンのタイプにもできた部位（臓器）にもよるのですが、ごく大雑把な目安としては消化器系のガンなら60代までは手術し、70歳をすぎれば余命のことを考えても切らないほうがよい、というのが私の考え方です。

「切除しない」という選択をした人のなかには、後になって結果的に他の臓器へガンが転移し、「やはり切除しておくべきだった」と後悔する人もいます。ただでき損ないの細胞が見つかるガンになるまでに、10年かかることを考えると、そうした人の場合は仮に切除していてもその時点ですでに転移が起こっていることが多いのが現実であり、それはもはや運命として受け入れるしかないのではないかと思います。

## 余命をとるか、ＱＯＬをとるか

末期のガンのような大病を患うと、余命とＱＯＬ（quality of life＝生活の質）のいずれを優先するか、患者として大きな選択を迫られることがあるのはご存知だと思います。

この二者択一は、たとえ命にかかわるような病気にかかっていなくても、50代、60代のうちにはよく考えておくべき問題でしょう。

たとえば血圧の薬を飲む、飲まないという一見ありふれた問題に関しても、この選択は必要です。

血圧が高いと脳卒中のリスクが上がるだけでなく、それ以外にもいろいろな病気のリスクが高まりますが、血圧を下げる降圧剤は血圧を正常値に下げる半面、頭がぼんやりする副作用をともないがちです。なぜそうなるかといえば、じつは高血圧の人はもともと加齢で動脈硬化が進んでいるがゆえに、血圧が高くなければ脳など身体の隅々まで血液が行き渡らない状態にあります。身体の側が自ら判断して血圧を上げ、脳にじゅうぶんな血を送り込んでいるのを薬で血圧を下げてしまえば、頭がぼんやりしてくるのは当然なのです。

したがって「頭がぼんやりした、だるい状態であろうと天寿を全うしたい」のか、それとも「たとえ平均寿命より短命に終わっても残りの人生を頭がはっきりしている状態で送りたい」のかという選択は、場合によっては50代のうちでも必要になるわけです。

じつは私自身も高血圧で、放っておくと上が２００を超えてしまうので、降圧剤を服用して今は１７０ぐらいでコントロールしています。一時期はもう少し強めの薬を飲んで１４０ぐらいまで下げていましたが、やはり頭がぼうっとするのが耐えられませんでした。

１７０でもかなり高めではありますが、薬に関しては１４０まで下がるものにくらべると頭の冴えを保っていることが可能です。私としては、思考を巡らせることができずに長生きするよりは、たとえリスクに見舞われても頭が冴えていたほうがいいと思い、自分の価値観に照らして人生の選択をしたわけです。

## 「血圧を下げれば長生きする」エビデンスは日本人に関してはない

もっとも、以下少しばかり余談めいた話をすると、血圧を下げることでどれくらい脳卒中が減るかとか寿命が伸びるかなどに関しては、欧米人を対象におこなった欧米の調査によるエビデンスはあるものの、日本人を対象にした大規模な長期調査によるエビデンスはまだありません。２０１３年に高血圧の治療薬である「ディオバン」の臨床研究にスイス系の製薬会社「ノバルティスファーマ」の社員が統計解析者として関与し、論文のデータを改竄《かいざん》させた疑いが発覚した「ディオバン事件」は、じつはそのエビデンスを日本でも作ろうとした事件でした。

ノバルティスが製造しているディオバンは、欧米では心筋梗塞や脳卒中の予防にもっとも効果のある薬として知られ、しっかりとしたエビデンスも存在する薬です。だからノバルティスとしては、日本人が服用しても当然効果はあるはずと見込んで莫大なコストを掛けて約3万5000人の日本人をサンプルとした大規模調査をおこないました。ところが日本人は欧米人とは食生活が違うからか、体質が違うからなのか、ディオバンを使うと脳卒中、心筋梗塞が減るというデータが得られませんでした。思いがけない結果が出てノバルティスは困ってしまい、大規模なデータ改竄をやってしまった、というわけです。

一般的にディオバン事件は、データの改竄に踏み切った医師や製薬会社のモラル低下の問題として語られることが多いのですが、私に言わせればこの事件の何がほんとうに衝撃的だったかといえば、海外では心筋梗塞や脳卒中を減らす効果が確認されている薬でも、体質の違う日本人が服用すると効果がない、ということが事件を通じて立証されてしまったことにあります（そういう書き方をしているメディアはどこにもありませんが）。

兎にも角にも、血圧の薬に関してはそのようなエピソードもあります。多くの人が副作用に耐えつつ血圧の薬を飲んでいるのは、これさえ飲んでいれば長生きできると思っているからだろうと思いますが、じつは日本人を対象にしたエビデンスはほぼ皆無なのだ、ということは心に留めておいてもいいでしょう。

## 未来における科学の進歩を信じてみる

余命とＱＯＬの二者択一の問題では、将来の医学の進歩を信じたうえで当面はＱＯＬのほうを優先する、というのも一つの考え方ではないかと思います。

たとえば動脈硬化の予防・改善をめざす場合、普通ならば甘いものや脂っこいものを控え、副作用（血圧が下がりぼうっとすることが副作用とみなされないこともありますが）のある薬を服用するといったことが必要になるため、患者のＱＯＬをある程度は犠牲にせざるをえません。しかし、もし10年後とか20年後にｉＰＳ細胞を用いた再生医療が実用化していれば、そのときには硬くなった古い動脈とｉＰＳ細胞から生成された新しい動脈とを交換するだけで動脈硬化は完治できるようになっているかもしれません。

喫煙にしても、今でこそ身体のためには「百害あって一利なし」ということになっていますが、実際に多くの人がタバコの吸い過ぎで肺ガンになっている一方で、タバコを手放したことがないのに100歳まで生きる人も稀にいます。おそらく将来的にゲノム解析がさらに進むことで、タバコによる健康被害が出やすい人と出にくい人の違いが生まれている遺伝子の因子は特定されるでしょうし、そうなれば、遺伝子検査で大丈夫だった人は、肺ガンを気にすることなくタバコを楽しむことができるようになっているかもしれません。

それが10年先なのか、あるいは50年以上は先のことなのかはまだわかりませんが、そういう未来が来ることを期待しつつ、今は自分の楽しみを優先する、というライフスタイルがあってもいいと思うのです。

「博打みたいなものじゃないか」と言われたらそのとおりですし、返す言葉もないのですが、じつは私自身も、医学の進歩を信じて、なるべく楽しみは我慢しない派であることは表明しておきたいと思います。

## 現代の医療はしょせん確率論の医療

現代のすべての医療は「こうすれば病気になる確率が下がる」という、言ってみれば「確率論の医療」です。

たとえば脳卒中に関しては、血圧160の人が6年後に脳卒中になる確率は、降圧剤を飲んで正常値に下げた場合6％、降圧剤を飲まなかった場合10％であったという調査がアメリカの医学誌『JAMA』に載っています。あくまで欧米のエビデンスではありますが、そのように言われると、たしかに飲んだほうがいいのかな、という気になってきます。

しかしこれはよく考えれば、血圧が160で、なおかつ薬を飲まなかった人も90％は脳卒中になっていない、ということでもあります。また薬を飲めば絶対に脳卒中にならないのかというとそうではなく、飲んでも6％の人はなっているわけです。ですからこれは結局のところ、10％のリスクを4ポイント下げるだけのものに過ぎません。

にもかかわらず医者は患者に、「血圧の薬を飲まないと脳卒中になるよ」などと脅すような言い方で薬を飲ませるわけです。飲まなくても9割の人はならないのに、「飲まないと脳卒中になるよ」はいくらなんでもひどいのではないでしょうか？

住宅業界には「あなたの家はリフォームをしないと柱が腐って倒れてしまいますよ」と根拠もなく怖がらせて受注を得るリフォーム詐欺の手口がありますが、私には高血圧を過剰に怖がらせて薬を飲ませる医師の説明にこれと同じようなものを感じます。

## 50代では身体の健康よりも精神の健康に注意

ここまでにも述べたように、健康に関しては50代、60代になるにつれて健康診断での検査データの異常が顕著になってきます。ただ第一章にも書いたように検査数値というのはあくまでも間接的な数値であって、検査結果にどの程度の意味があるのかは一概に言えるものでもありません。したがって50代、60代のうちは検査データにビクビクしながら暮らすより積極的に心臓ドックや脳ドックを受け、その結果もし故障がみつかったなら、その箇所を直接修理するほうがよほど効率的です。

日本人は身体の健康に関しては過剰にナーバスなところがあります。風邪を引いたぐらいでこれだけ多くの人が医者にかかる国は、じつは世界中で日本くらいしかありません。

しかしその割に心の健康を疎かにしている人がひじょうに多いのも日本の特徴です。精神を病んでいるのに精神科に行かないまま自殺してしまったり、あるいは自殺未遂を起こすまで精神科医にかかろうとしないのは先進国では日本ぐらいであろうとさえ言われています。

そう考えれば50代においては、鬱にならないためのセロトニン分泌量を保つことに、より心を砕いたほうがいいでしょう。

## 50代の理想は永井荷風

また男性の場合、40代で始まった男性ホルモン（テストステロン）の分泌量低下が50代になればさらに顕著になるので、性的なことへの関心がいよいよ薄れてきます。おそらく日本の場合、50代の男性の8割ぐらいはセックスレス（日本性科学会によると、1ヵ月以上性交や性的接触がないのが定義とされています）なのではないでしょうか（50代夫婦では、71％とのことです。アンファー調べ）。

ただ第一章でも述べたように、男性ホルモンは何も性欲だけに影響するわけではなく、冒険心やリーダーシップ、印象的な言葉で人の心を摑む力など、会社員に一般に必要とされる能力にも大いに関係しています。定年までのあいだ、会社で最後のひと働きをしなければいけない50代にとって、男性ホルモンはまちがいなく必要なものでもあるのです。

したがって50代になったら男性ホルモンを増やすような食生活を心がけることはも

ちろんですが、性への関心が薄れている自覚があるのであれば多少は無理にでも持つようにしたほうがいいくらいでしょう。男性ホルモンはこの分泌量が減ることで性への関心が薄れるだけでなく、性への関心が薄れることでさらに性ホルモンがどんどん減少するという悪循環につながるからです。

日本では高齢者の性をタブー視する傾向があり、『週刊現代』や『週刊ポスト』など中高年層をメイン読者とする週刊誌が「死ぬまでセックス」といった特集を組んだ際には、「年甲斐もない」という批判が噴き上がることがよくあります。しかし実際には年をとればとるほど性に積極的にならなければ男性ホルモンの分泌量を保てないのですから、高齢者がこうした雑誌の特集を読むのはなにも悪いことではありません。

ホルモン医学の立場からすると、むしろ年をとってからも飽くことなく性の探求をした永井荷風《ながいかふう》のような生き方を理想にしてもらいたいくらいです。

総じて50代が気をつけるべき健康上のリスクは40代の延長線上にあると言え、鬱病をのぞけば、この時点で重大な病気を患うことはあまりありません。いくら若年性認知症が増えているといっても、厚労省資料（「年齢階層別若年性認知症有病率（推計）」）にもあるように50代ではまだ10万人に１００人弱ぐらいの割合です。

50代において気をつけなければいけないのはメディカル面のリスクより、むしろ以下に述べるソーシャル面でのリスクです。

## 転職に必要な冷静さ

大半の50代にとっては、長年勤めてきた職場が病気以上に危険な存在になりえます。

一般に取締役レースへの参加資格が得られるのは40代までのことで、50歳までにこの競争に参加できなかった人がこの期に及んでチャンスを得られることはまずないでしょう。一方で現代の会社は賃金の高い50代の一般社員を好んで抱えることはありませんから、出世レースに敗れた50代にとっての職場は、ひと昔前とはくらべものにならないほど居心地の悪い場所になっているはずなのです。

とはいえ、こうした「負け組」50代のなかでも比較的恵まれている人であれば、取引先などから「うちに来ないか」と誘ってもらえるチャンスもあるのではないでしょうか。居心地の悪い境遇にあってこんな救いの手を差し伸べられたら、よく考えもせず飛びつきたくなるのも当然だと思います。

ただ、差し伸べられた手を摑むにしろ、摑まないにしろ、ここはやはり冷静に損得計算をしてから決断すべきです。

いくら今いる勤め先の居心地が最悪でも、転職した先がすぐに倒産してしまったら元も子もありませんから、転職を検討するにあたってはその会社の当面の安定性を考えなくてはいけません。その点、本章の後半部分でも詳述しますが、日本には一般に知名度はなくても「潰れない会社」というものがありますから、そこがたとえ景気が悪化してもしぶとく生き残りそうな、長くいられる会社なのか、50代ならではの業界知識や世間知を駆使して真っ先に見きわめる必要があります。

また50代になってからの転職は、転職後に収入が増えるということはあまりなく、多くの場合は前の勤め先よりも減ります。月単位の収入が減るかわりに70歳定年制が敷かれていて長く勤めることができるような会社なら、収入ダウンを覚悟で移るメリットはありますが、子どもの教育などまだまだお金が必要になることがわかっている場合は、踏みとどまって今の会社に居座る選択をしなければいけない人もいるでしょう。

どの選択が自分にとってもっとも有利になるか、若い頃の転職の何倍もの慎重さをもって見極めたいところです。

## 選択のタイミング

とはいえ、こうした比較検討は選択肢が複数あってはじめて可能になるものでもありますので、50代以降の会社員の働き方にはある種の「打算」が欠かせないかもしれません。つまり今いる会社は金を得る場所として割り切り、ふてぶてしく「5時まで男」になる一方、取引先とは現在の会社に利益をもたらすためにつきあうのではなく、近い将来の転職先を物色するつもりでつきあうということです。

こうした働き方をある種卑しい、会社員のモラルに反することのように感じてしまう人もいるかもしれませんが、会社のほうは社員を長年損得勘定で——特に20代30代の頃はかなり理不尽な働かせ方で——使ってきたはずです。社員の側が会社員生活の最後に、自分の人脈を広げるために会社を利用するぐらいのことはやっても構わないはずです。

私が医者のくせにこういうことにこだわるのは、私の父がカネボウ（旧鐘紡）の社員だったことも影響しています。

カネボウという会社は父親の入社した頃にはひじょうに人気のある会社で、父はこの会社の社員であることに誇りをもっていました。ただ、結局カネボウでは期待していたほど出世することはできませんでした。そのうえ、世間では名経営者と言われる伊藤淳二《いとうじゅんじ》という社長が、40歳以上昇給停止という、社員（住宅ローンを抱え、子どもの教育費も本格的にかかる年代です）にとっては、とんでもなくひどい経営方針を打ち立てました。

その父にも、もしかしたらサラリーマン人生が花開いていたかもしれない岐路のようなものがありました。以前カネボウで父の部下だった人が独立し、スポーツ衣料メーカーを立ち上げた際に「営業のできる人がほしいので来てほしい」と父に声をかけたことがあったのです。その会社は現在一部上場企業に成長しています。

このとき誘いに応じていれば、父はおそらくその会社の取締役ぐらいにはなれたはずでしたが、カネボウを離れることを躊躇《ためら》った父は結局そこに行くことはありませんでした。にもかかわらず定年後にそのときの話をときどき口にしていたことを見るかぎり、一抹の後悔が残ってもいたようでした。

私は父のその背中を見ていて、50代を迎えた会社員には選択すべきタイミングがあることを学んだのです。

## 「親の介護」のために知っておきたい介護保険

親、といえば50代が直面するもう一つの大問題が親の介護です。50代だと親はもう80代という人も多いでしょうし、後で説明するように、80代になるとかなりの確率で認知症の症状が出はじめるほか、加齢や疾患で筋肉量が減少し、全身の筋力が低下するサルコペニアなどの症状も増えてきます。

ところがここでよく問題になるのが、現在の50代の多くが、介護保険制度についてあまりに無知であることです。第三章でも述べますが、2000年4月に介護保険法が施行されすでに20年近くが経ち、現在の50代会社員も40歳以降は毎月給料から介護保険料が天引きされてきたはずですが、それにもかかわらず介護保険の利用法、つまりどういうサービスが受けられるかを知らない人が多すぎるのです。

介護保険制度が開始される以前の高齢者福祉行政は「措置制度」と呼ばれ、高齢者の処遇は行政側が決めるという発想のもと設計されていました。

精神保健福祉法には、都道府県知事が自傷・他害のおそれのある精神障碍者を二人以上の精神科医の診断に基づき入院させることができる「措置入院」という制度があります。それと同じように、かつては高齢者についても「この人はもう在宅では無理だからホームに入れてあげる」といったことを行政側が判断し、その人の措置を決めていました。こういった場合、介護する家族の側にも自由な選択ができる余地はほとんどなく、たとえば昼間は仕事があるから昼間だけ親を通所介護（デイサービス）に預けたいと思ってもなかなか許されませんでした。子どもがいるなら、それで介護できるはずと言わんばかりの対応で、子どものいない独居高齢者は優先的にホームに入れるのに、子どもがいる場合は、中高年の働き盛りでも仕事を辞めないといけないということが当たり前にありました。

しかし現在では「要介護2」と認定されれば、金額にして月20万円ぐらいの介護を権利として受けることができるので、週に3回ないしは4回のデイサービスを受けることができますし、また「介護予防」という発想が浸透したことで、認知症以前の「物忘れ」が始まった段階でも親を預けられるデイサービスなど、幅広く柔軟なサービスを受けられるようになっています。

さらに介護者にとって便利なサービスが、ショートステイ（短期入所生活介護）です。かつてのショートステイは、介護者自身が病気で入院したので親を預かってもらうなど、緊急の場合にかぎって使えるものでした。しかし現在の介護保険では親をショートステイに預けることのできる日が「月に何日まで」など日数が決まっているにすぎません。そのおかげで、親の介護をしている子どもやその配偶者が、介護疲れを癒す旅行に行くために使う、などの利用法も可能になりました。

こうした介護保険制度に基づくやり方以外にも、現金収入の少ない地方の人が昔からよくやっている賢い方法としては、ご近所の人と月5万円とか10万円で契約して、定期的に親の面倒を見てもらう、というやり方もあります。頼まれた近所の人は、「お金なんてもらわなくても」と言いながらもだいたいは喜んでやってくれるのが普通です。

## 親の運転免許は返納させるべきか

70代以上の親を持つ50代の子どもたち、特に若いときに故郷を出て都会に定住し、年老いた親を田舎に置いてきているような人にとって意外に気がかりなのは、親の自動車運転免許を返納させるべきか、そのまま保持させるべきか、という問題ではないでしょうか。

高齢者になると運転のための能力が衰えるのは事実ですし、安全のために運転をやめさせたいと思っている人は多いでしょう。ただ地方だと車の運転ができないと買い物にも病院にも行くことができません。そこでやむをえず返納を見送らせているという人は少なくないはずです。

医師の立場からは、高齢者の免許返納にはなるべく反対したいところです。というのも特に地方暮らしの高齢者の場合、クルマの運転をやめた途端に外出が減るので明らかに足腰も脳も弱るからです。私としては年老いた親に運転をやめさせるぐらいなら、今より少しでも安全な車に買いかえることを提案します。

最近は、衝突防止装置がついていて障害物にぶつかりそうになったら自動的に急停車するクルマ、あるいはブレーキとアクセルを踏みまちがえないように設計されているクルマなどが販売されています。さらには、あと5年から10年もすれば自動運転車が本格的に実用化されるでしょうし、運転中に人を撥《は》ねる心配は減るでしょう。せっかくそんな時代になりつつあるのに、今わざわざ免許を返納する必要がほんとうにあるのでしょうか？

「自動車の代わりに自転車に乗り換えれば安全なうえに健康にもいいし、一石二鳥じゃないか」と思う人もいるでしょうが、私はこれには明白に反対です。

というのは、自転車に乗り換えた結果、落車し、骨折する老人がとても多いからです。もともと筋力の弱っている高齢者が骨折すれば、それをきっかけに寝たきりということにもなりかねません。

そもそも、高齢者が自動車事故を起こすとメディアはやたら深刻そうに報道しますが、75歳から84歳の高齢者が起こす事故よりも16歳から24歳の若者が起こす事故のほうがいまだに多いことは、警察庁交通局資料（原付以上の死亡事故件数）や損害保険の保険料率を見ても明らかです。そのくせメディアは若者の事故のほうが統計上は多いことも、自転車のほうが転ぶリスクも加害リスクも大きいことは報じません。逆に高齢者が自動車事故を起こすと、それ以外の年代の人が事故を起こすよりはるかに高い頻度で報じます。

私にはなんでもかんでも財務省や厚生労働省の陰謀に結びつけるクセがあるのですが、この高齢者の免許返納にしても、老人をクルマから引き離すことでなるべく早く弱ってもらい、早く死んでもらいたいのではないか、それにより年金の支払額を少しでも減らしたがっているのではないかと、半ば冗談、半ば本気で疑っています。少なくとも24歳までの若者による事故が多いのに、免許取得年齢を引き上げようという議論は聞いたことがありません。

## 成年後見制度の利用法

初期認知症などの介護で意外に難しいのは、要介護者の知能は変わらないのに記憶力が落ちていることによって起きるトラブルが結構多いことです。

たとえば振り込め詐欺やリフォーム詐欺などが流行っている昨今、子どもは親に電話を使った詐欺が多いことを説明し、「そういう電話に騙されちゃダメだよ」と当然警戒を呼びかけます。ところが実際に詐欺の電話がかかってきたり、詐欺師が家にやってきたりするタイミングでは、初期の認知症が出ている高齢者は子どもから注意を受けたことは記憶から抜け落ちてしまっています。一方で初期認知症では他人の話を聞くだけの理解力は残っていますから、詐欺師の話を聞いてつい騙されてしまうというわけです。

リフォーム詐欺のようなケースで詐欺師から「このままほうっておくと家が潰れちゃいますよ」などと言われても、正常な人であれば、以前に子どもや警察から教えられたリフォーム詐欺の手口を思い出せるのでブレーキがかかります。しかし認知症だとそうした最近の記憶が抜け落ちてしまうので、脅し文句に焦り契約書にサインしてしまうわけです。

こうした事態を想定して設けられているのが成年後見制度で、軽い認知症の場合、親の意思をすべて代行できる後見よりは低いレベルで、保佐とか補助という裁定を受けることができます。この場合は、本人だけでなく保佐人、場合によっては補助人のサインもなければ契約が成立しないことになっています。ただ、介護する側が認知症のこうした特徴を理解していないと、「あれだけ注意したのになぜ引っかかってしまうのか」と腹立たしく感じてしまうこともあるでしょう。

記憶の欠落が激しい人だと5分前に言ったことを忘れてしまうのも普通です。親から「今日の晩ご飯は何？」と聞かれて「カツオを買ってきたわよ」と答えたのに、5分後にまた「今日のおかずは何？」と聞かれればイラッとすることもあるでしょうが、親の側としては仕方がないことなのです。しかし、それだけ記憶が衰えていても、知能がほとんど衰えていない場合、とぼけているように見られることさえあります。

したがって認知症の介護は、まず認知症とはどういう病気なのかということを理解して、「そういうものなのだ」と受け入れることからはじめなければいけないのです。

## 介護は「曖昧な喪失」である

プロのヘルパーさんなどは、認知症がどういう病気であるかよく理解し、割り切ってもいるので、自分がお世話している高齢者がこうした発言をしようと怒りません。ただ子どもが自分の親の介護をするケースでは、「肉親のこんな姿は見たくなかった」という思いがどうしても先に立ってしまい、冷静な介護が難しいこともあるでしょう。

その点でポーリン・ボスという家族心理学者が提唱した「曖昧な喪失」という概念は、認知症介護者に特有のこうした苦労を幾分か受け入れやすくしてくれるかもしれません。

「曖昧な喪失」は、もともとはベトナム戦争や東日本大震災のような災害の際に、家族・友人・恋人の遺体が出てこない喪失体験、つまり死亡は確定していないけれど恐らくは死んでいると思われる喪失体験を呼んだボス氏自身の造語でした。それをボス氏は、認知症患者の介護にも当てはめるべきであると提唱したのです。

認知症の親を介護していると、先に述べたようなシチュエーションの連続なので、腹が立つこと、情けなくなることはたくさんあります。しかしそう自分が感じるのは相手が以前と同じ親だと思うからであって、元の親ではない人、つまり身体つきや顔つきは似ているけれども以前の親とは別の誰かになったのだと開き直れば、現在の親の姿も受け入れやすくなる、というわけです。

認知症という病気は、初期の段階では一般にイメージされている以上に欠落するのが記憶力にかぎられており、他の知的能力には変化が見られません。そのため普通に相対しているだけでは相手が認知症患者だとはまったくわからないこともありますし、むしろ認知症であることを意識せず、以前と変わらない接し方をつづけたほうがいいということもあります。

ただし認知症が本格的に進行し、昔とくらべていろいろな面でだらしなくなる、などの言動が出てくると、肉親間の介護ではどうしても受け入れるのが難しい場面も多々現れます。そうした際に介護する側が肉親の認知症を一種の喪失体験としてとらえて割り切れば、その分ストレスを軽減できることもきっとあると思います。

## 子どもの就職に生かしたい大人の知恵

50代の人が「対親」の関係で直面するであろう問題は以上で一応述べ終えたいと思

います。ここからは「対子ども」の関係について考えていきたいと思いますが、50代の親が子どもに関して一番悩ましいのは、おそらくは就職問題ではないでしょうか。

最近はアベノミクス効果で景気がやや上向いていますし、空前の人手不足でもあるので、1990年代半ばから2000年代半ばにかけての就職氷河期、あるいは2008年のリーマン・ショック直後にあったほどの学生の就職難はありません。しかし失業率は下がった半面、就業者人口に占める非正規雇用の率は上がりつづけていますし、運良く正社員として採用されたと思った先がブラック企業だったということもありえます。いくらまだ若いとはいえ、無理な働き方を強いられれば最悪の場合は過労死や過労自殺、そこまでいかなくても精神を病み、社会復帰できなくなることだって考えられます。こうした現状がある以上、親からすれば自分がまだ稼げる50代のあいだに何らかのかたちで子どもが手に職をつけられるようにしてあげるべきですし、考えるべきことはまだまだ多いでしょう。

ここは、大人の知恵を最大限に生かすところだと思います。というのも20代前半の若者たちは就職先を選ぶときにテレビのCMなどを通じて社名に馴染みがあるBtoC（Business to Consumer：消費者相手）の会社を選びがちですが、BtoCの会社は、顧客である消費者が移ろいやすいうえに高齢化も進んでおり、イメージほどに安定しているとはかぎらないからです。

対照的にB to B（Business to Business：法人相手）やB to G（Business to Government：行政相手）の会社はB to Cの企業ほど広告を打つことはありませんから一般的な知名度では劣りますが、じつはこうした会社のほうが圧倒的な競争力を持っていたりしますし、なかには日本銀行を顧客にお札のインキを独占的に製造している会社など、日本という国家が存続する以上は倒産リスクが少なく、また業績が安定している会社もあります。

親がミーハーで、子どもと一緒になってB to Cの有名企業に入りたがった（入れたがった）結果、子どもが不幸になってしまったら悔やんでも悔やみきれません。子どもの就職活動では社会人の経験や世間知を駆使して、少しでも安定した会社に子どもを導いてあげることこそが親の務めでしょう。

### 大学院進学という手もある

ところで、日本という国は世界的に見ればかなりの「低学歴社会」であるなどと言うと、読者の皆さんは意外に思われるでしょうか？

ＯＥＣＤ（経済協力開発機構）が毎年まとめている「Education at a Glance（図表で見る教育）」の２０１０年版によると、日本の大学進学率は51％でＯＥＣＤ平均の62％をかなり下回っています。ただ問題は、大学進学率だけではありません。というのも欧米のエリートたちからすると、大学は私たちにとっての高校のようなものでしかなく、大学院以上に進んではじめて知識人（の卵）と見てもらえる資格が得られるからです。その点、日本では大学院在学者数が人口１０００人当たり２人（文部科学省「教育指標の国際比較２０１３年版」より）と先進国のなかで際立って低く、博士号を持っている人となるとさらに少なくなってしまうのです。

日本の官僚が他国の官僚と事務折衝をする際にも、相手国側の官僚はみな名刺に「ドクター」と書かれているのに、日本の官僚は役職名しか書かれていないせいで小バカにされることが往々にしてあるそうです。「東大を出た」というだけで鼻にかける日本の自称「エリート」のスケールの小ささがよくわかる話ではあります。

だからなのか、かつて「ミスター円」の異名をとった大蔵官僚出身の経済学者・榊原《さかきばら》英資《えいすけ》さんは入省後、国費でミシガン大学に留学させてもらった際に通常はＭＢＡが取得できる２年で帰国しなければいけないところ、ゴネにゴネて３年アメリカにとどまり、Ｐｈ・Ｄ（Doctor of Philosophy＝博士号）の学位を取得したそうです。榊原さんはそのせいで次官レースからは早々に外れたのですが、しかし国際交渉の場面ではやはりドクターでないと外国の官僚には相手にしてもらえないということで、けっきょく国際金融局長や財務官まで務めることになりました。

私がなぜ今この話をするかというと、もし大学生の子どもが就職活動で苦戦しているのであれば、発想を変えて大学院、あるいは手に職をつける目的で職業訓練校に進むのもこれからの時代は有効だと思うからです。

こうしたコースは、今や決して珍しいものではありません。弁護士をめざす人の場合は法科大学院（ロースクール）に進学しないと基本的に司法試験の受験資格を得られなくなっていますし、女性の場合は早稲田・慶應などの有名大学を卒業後に看護学校や看護系の大学に入る人が結構います。早慶を出たからといって誰もが一流の会社に入れるご時世ではありませんし、だったらいっそ年収５００万円は稼げる看護師をめざすのは悪くない選択かもしれません。

我が子が不本意な就職をしなければいけない状況にあって、なおかつ親の側がまだ50代で稼げる立場にあるのなら、我が子のためにここでもう一度教育にお金をかけてみるのも一案ではないでしょうか。

## 留学させることも考えてみよう

もし我が子を世界で通用する人材に育てたいのであれば、高校卒業時点で海外の大学に進学させるという考え方もあります。

私が日本の教育システムに関して常々奇妙だと思っているのは、高校までの教育はイギリス、アメリカ、マレーシアなどから成功例とみなされ、各国が自国の教育政策をあらためる際のモデルにされたにもかかわらず、大学から先の教育は、依然として世界中でバカにされつづけているということです。少なくともアジアの優秀な留学生は日本を素通りしてアメリカに行く傾向が明らかです。

たしかに日本の大学のシステムは、ティーチングスキルはまったく問われることなく教授になった人たちが定年まで居座る仕組みといい、「AO入試」とは言いながらこの形式の入試に本来絶対必要なAO（アドミッションズ・オフィス＝学生の募集から選抜までの実質的な業務を遂行する入学事務局。多くの場合、ここに面接のプロがいて、教授でなく面接スタッフが入試面接をおこなう）がなく、ろくに面接経験もない教員が入学希望者の面接をする仕組みといい、諸外国から見ればバカにされて当然のものばかりです。特に後者は、アドミッションズ・オフィスのスタッフだけで２０００人も抱えているハーバード大学などから見れば、ＡＯ入試と名乗るなど「ふざけるのもいいかげんにしろ！」と言いたくなるものでしょう。

こうしたダメな大学の教授たちが政府の諮問機関の委員となり、自分たちの保身を念頭に置きながら「教育改革」を議論しているのですから良くなるはずなどありません。要するに入試改革や教育改革では、世界で評価されている初等・中等教育や大学入試の改革ばかり訴え、世界でバカにされている大学の改革は実質不問にされています。また、面接で入学者を選ぶ「利権」（東京医科大学の入試でも明らかになりましたが）をよほど手放したくないのか、海外では教授が面接をすることは原則ないなどという情報を隠蔽しています。

ですから高校までの教育は日本で受け、大学教育や大学院教育は海外で受けるのが本来はベストマッチだと私は思っています。

こう言うと、「海外の大学などに行かせたら何千万円もかかるからウチにはとても無理だ」と思う人もいるでしょう。しかし、そう思うのはアメリカやイギリスの大学のイメージを刷り込まれているからです。ヨーロッパではフランスやドイツをはじめとして、大学までの学費を完全に無償化している国がかなりあります。

もちろんヨーロッパ各国としても自国民の高等教育を無償化するために国民に高い消費税を課していますので、多くの場合は留学生までタダにはしてもらえないのですが、それでも日本とくらべればかなり安上がりです。たとえば日本の私大医学部の場合、6年間の学費が約2000万～5000万円はかかるのに対して、ハンガリーの医学部授業料は年間200万円程度です。日本の医師国家試験はハンガリーの医学部卒業者でも受けられます。

授業料以外にも生活費などがかかりますので、トータルすれば年間300万～400万円ほどはかかるでしょう（ハンガリーは物価も相当安いので、もっと安いかもしれません）。その意味ではやはりそれなりの余裕がなければできない選択ですし、自分たち夫婦がカツカツの生活を覚悟する必要はあるかもしれません。

しかしいずれにしてもこれは、よほどの蓄財がある人でもないかぎり定年後には絶対にできない選択ですし、仮に決断するなら50代が最後です。

## 熟年離婚の可能性

家族ということで言えば、50代ないしは60代で起きうるパートナーチェンジの可能性についても考えておく必要があるでしょう。

私自身の個人的な信念として、40代までの人生を過ごすパートナーと、50代、60代からのパートナーでは意味あいが少し変わってくるのではないかと思います。前者の場合、子育てを筆頭とする「社会的な役割」を一緒に果たしていくための「同志」あるいは「共同事業者」という意味合いが多分にあるのに対し、子どもが成人して以後のパートナーは、それ以降の人生を二人で楽しんでいくとか、文字通り「添い遂げる」、つまり老後をともにする相手という意味が強まるからです。

ここで重要なのは、「この男性（女性）のためなら介護してあげてもいい」と思える相手なのかどうか、ということです。もちろんその相手が、40代までをともに過ごしたのと同一の相手であることが人生の理想ではあるのですが、必ずしも理想通りいかないことは現実にはいくらでもあるはずです。

また夫が働き、妻は専業主婦の家庭であれば、夫が定年になる以前なら夫は職場、妻は家庭と、生活の大半の時間は別個に過ごしていたので多少の相性の違いはごまかせた部分もあります。しかし定年後はずっと一緒にいなければいけないわけですから、合わない人同士はどう頑張っても一緒に暮らすのは無理です。

仮にパートナーチェンジの必要性を感じ、50代や60代で再婚する場合、（特に男性で、成功者の場合は）自分よりうんと若い相手と再婚する人もいるでしょう。ただ私の周りを見ているかぎり意外とうまくいっているのが、同じ年ぐらいの人と再婚するパターンです。

たとえば、外資系金融機関の社長を務めた後に総務省の顧問などを歴任したある経済人などは、最初は東大の同級生と結婚し、成功してからは離婚し、若いモデルのような女性と2度も結婚したのですが、10年ほど前に出身高校の同級生だった女性と4度目の結婚をしました。彼がこれまでの結婚でもうけた子が3人、結婚相手に4人の連れ子がいて合計で7人の子持ちになりましたが、すごく幸せそうにしています。

もっとも、世の多くの50代男性は男性ホルモンの減少にともない意欲もなくなっているでしょうし、異性への関心も弱まっているでしょうから、熟年離婚もパートナーチェンジも別世界の話に思えるかもしれません。ただ、妻の側も自分と同じ心境だとは思わないほうがいいでしょう。女性の場合、加齢とともに男性ホルモンが増えて割り切りがよくなっていますし、異性への関心や性欲が高まっていることは珍しくありません。経済的な後ろ盾さえあれば熟年離婚を切り出せる立場にあるからです。

かつての女性は老後も経済的な基盤を夫に握られていましたが、今は夫婦が現役世代のときに積み立てた年金を離婚後に分割できることになりました。また介護職の人手が必要とされている現代においては、中高年以降の仕事探しは女性のほうが有利な面もあります。その分現代の女性は、離婚を切り出しやすい立場になっているのです。

# 第三章　60代——定年と親の死という喪失

## 定年という大問題

定年という、社会生活における一大イベントが発生する60代は、人生でも特に多くの問題が表面化してくる時期だと言えます。

もちろん、若い頃から定年まで同じ会社に勤め上げる、ということはもはや当たり前のことではなくなっていますし、40代や50代で早期退職を迫られ、もっと条件の悪い別の職場に再就職する人も今は多いと思います。しかしそうした人も、無事60代まで勤められたラッキーな人でも、60歳ないしは65歳で定年を迎えることで、ここで一旦人生の区切りをつけなければいけなくなります。

私の観察では、定年を迎えると、つまらないことでムキになってしまうことが50代のときよりも増えてきます。知人や家族と話をしていても、自分の意に沿わないことをちょっとでも言われようものなら我慢できない、という状態になってしまいがちです。

これはもちろん前頭葉の萎縮が進み、感情の抑制が利かなくなっているからなのですが、じつのところ40代における前頭葉の働きの度合いが仮に全盛期の95％程度だとすると、50代では90％、60代では85％くらいであり、60代になったからといって前頭葉の萎縮が急加速するわけではありません。しかし同じ「頭が固い」人でも、50代までは会社など組織の人間として生活しなければいけない立場にあることが多いため、ある程度は周囲の人間関係を気遣い、異論があっても呑み込まざるをえません。ところがそうした自分を抑えつける組織からすでに出てしまっている60代の場合、そのぶんあっさりタガが外れてしまうのです。

一方で現在の60代はまだまだ身体が動きますし、年金の支給が始まるまで数年のタイムラグがありますから、定年後に「第2の就職」をする人も少なくないでしょう。しかしこうした定年後の再就職の場合、もといた職場よりも良い条件で雇ってもらえることなど基本的にありません。そうしたさまざまなフラストレーションに晒される新たな環境に前頭葉の萎縮が進んでいる状態で飛び込むのですから、これもやはり大変です。

人によっては定年後に雇ってもらった会社で、年下の社員に横柄な態度を取られて逆上してしまう人もいるでしょうし、逆に過剰に卑屈になりすぎてストレスをため込んでしまう人もいるでしょう。アメリカの代表的な老年医学の教科書によると、65歳を過ぎた人で鬱病を抱えている率は5％に上るということですが、これはじつに納得できる数字です。

## 定年がもたらす喪失

古典的な精神分析の考え方では、人間の鬱の最大の原因は対象喪失とされています。要するに愛する対象を失ったときに、人間は心理的に不安定になり、鬱状態に陥ってしまうのです。

フロイトの場合は、最大の対象喪失は父親だったようですが、多くの場合は、母親や配偶者の死が人生において最大の対象喪失と考えられています。

親が80代、90代という場合、子どもは60代ということが多いので、親の死という対象喪失を経験することは珍しくありません。そういう意味では、心理的に危機の時期と言えるかもしれません。

ただ、それらが重要な対象喪失であることはまちがいないのですが、長寿化し、親が80代、90代まで生きるのが当たり前になってくると、多少は親の死について、覚悟ができる人も増えてきます。

ところが、日本では、特に男性の場合、会社にしか友人やお酒を飲む相手、麻雀をする相手がいないなどということがざらにあります。会社人間と言われる人は、定年でその会社を去らなければいけない場合、会社という心の支えも、人間関係も一気に失うので、相当大きな対象喪失＝心のダメージになるわけです。

定年後に鬱になる人が多いというのは、精神科医なら誰もが言う話ですが、おそらく会社を離れることが大きな対象喪失だからでしょう。

それに対して現代精神分析の考え方では、自己愛が満たされないこと、自己愛を満たしてくれる対象を失うこと（＝自己愛喪失）が、もっともメンタルヘルスに悪いし、もっとも人が不快に感じたり、怒りを覚えたりすることの原因だとされています。

自分の働きを認めてくれたり、自分を尊敬してくれたりする人、自分の心の支えになる人、自分が同じ仲間だと思える人、こういう人を失うことが自己愛喪失と考えられています。

日本人の場合は、会社を離れると一気にこれらを失うことになります。

自己愛が満たされないとか、自己愛が傷つくというのは、無視をされたり、バカにされたりすることで生じます。

特に管理職や役員で定年を迎えた人の場合、それまでみんなが丁重に対応してくれていたのが、相手にされなくなったように感じることはまれではないでしょう。あるいは、前述のように定年後の新たな職場で、自分より若い上司に偉そうにされるというような場合も自己愛は傷つきます。

このように定年は、古典的な精神分析の世界でも、現代精神分析の考え方でも、特に日本のような終身雇用や年功序列（崩れたとはいえ、まだその気風は残っているはずです）のシステムにおいては、対象喪失や自己愛喪失を起こしやすいきっかけになるので、メンタルヘルスにはとても悪い時期ということになります。

この時期に鬱病が増えるのは、じゅうぶん納得できる話なのです。

## 会社以外に、自分を必要としてくれるところを探す

対象喪失、自己愛喪失が起こりやすいということを考えると、この年代に入る前にその予防をしておくに越したことはありません。

対象喪失のリスクヘッジ（危険回避）ということであれば、何といっても、職場以外の人間関係を定年前に構築しておくことでしょう。

会社人間だった人も、会社を辞める頃には、ある種の趣味をもって、そこで友だち

を作るとか、あるいは、マンションの自治会や町内会の役員になってそこに居場所を求めるという手もあるでしょう。

「会社命」と思っていると、その場を去ったときの喪失感が大きいので、家庭であれ、親の介護であれ、自分の新たな役割を模索するのも大切なことです。

もちろん、会社を辞めても人間関係だけはつづけるという手もあります。

辞めた後も麻雀やゴルフだけは、昔の職場の仲間とつづけるのは、いちばん気心が知れていていいかもしれません。相手も、自分が定年になったらお互いさまと思ってくれればしめたものです。

ただ、そううまくいかないことも多いので、職場以外の人間関係を作っておくに越したことはないのです。

自己愛喪失のリスクヘッジということであれば、会社以外に、自分を必要としてくれるところ、自分を尊重してくれるところを探すということになります。

日本の技術者が定年後、中国や韓国の会社に招かれることが珍しくないようですが、やはり人間というのは自分を尊敬してくれるとか、師と仰いでくれる場にいるとメンタルヘルスが保たれるようです。

要するに、定年までに自分が市場価値をもつような能力を身につけることです。経理のプロ、営業のプロなど新興の企業が欲しい人材になれればしめたものです。

会社を辞めても大切にされるためには、資格をもつという手もあります。

私は国際医療福祉大学の大学院で心理学の教員を長年務めてきましたが、定年後に、臨床心理士の資格を取ろうと入学してくる元エリート会社員が毎年2～3人はいました。

彼らの話を聞いてみると、会社にいる頃からメンタルヘルスに興味をもっていたようです。臨床心理士というのは決して給料の高い職業ではありませんが、それに目をつぶれば、尊重される職業ではあります。定年後に学ぶには好ましいかもしれません。

経理の経験から税理士をめざすなどという人もいるでしょう。

おおげさな資格でなくても、もっていると再就職に困らない資格もあります。

じつは、私は、東日本大震災後、福島原発の廃炉作業をする人たちのメンタルヘルスケアに毎月通っているのですが、放射線管理の資格があると引く手あまたであることを知りました。

そのほか、法律で定められている安全管理系の仕事は、ある一定以上の人数の職場では必ず雇わないといけないので、つねに人手不足のようです。

こういうもののなかには、数日の講習で取れる資格もあるとのことです。

できれば、40代、50代のうちにその手の情報を集めて、定年後も自己愛が満たされる状態を維持しておきたいものです。

## 親の介護は60代の宿命

さて、60代の場合、もう一つの大きな問題は親の介護でしょう。

女性が働くのが珍しくなくなったとはいえ、定年にまつわる問題はやはり男性にかかわることが多いようですが、親の介護は女性の大問題といえますし、最近では男性も介護で悩む人が多いようです。

親が存命ならほとんどの人が80代後半から90代というかなりの高齢に達しているでしょうし、配偶者の親も同じくらい高齢化しているはずです。したがってほとんどの人が介護と無縁でいることはできませんし、しかも最大で4人の高齢者の介護を夫婦二人ですることもありえます。

前述のように「親が死ぬ」というのは、フロイトが精神分析の理論を確立した頃から、メンタルにダメージを与えるという点では人生における最大のイベントと言われてきました。もっとも、フロイトが活躍した19世紀末においては、多くの人にとって「親の死」は40代頃までに経験する出来事だったはずです。むかし孔子が「四十にして惑わず」と語ったことから今でも40歳を「不惑」と呼びますが、この言葉だって、40歳にもなったら親が死んでも精神的に動揺しない、すべきでないという意味がきっと含まれていたのでしょう。それが今や「親の死」は50代や60代、場合によっては70代で経験する出来事になっています。

その分、親の死を覚悟しやすくなったかもしれませんが、その半面、親が介護を必要とする段階では介護する子どもの側も体力的に衰えている「老老介護」になってしまうという、昔ではありえなかった問題も生じています。

体力の問題がある以上、親の介護負担をどの程度子どもの側が受け入れるべきか、という問題はどうしても考えておかなければいけません。もしまだ50代で体力があるうちに親の介護をすることになったとしても、そのために仕事を辞めることは絶対に避けるべきでしょう。

介護離職者が年間約10万人もいることからもわかるように、今の日本では多くの人が親の介護に専念したいために仕事を辞めているのが現状です。しかし収入が絶たれた状態で貯金と親の年金だけを頼りに介護に専念しても結局は生活を維持できなくなり、共倒れということになりかねません。

しかも私が医師として見てきた経験では、そうした、介護離職を選択するほどに思いつめてしまう人ほど教科書通りの介護を過剰に真面目に実践しようとする一方で、介護のプロに任せることを極端に避ける傾向があります。第三者が「もうちょっと楽をしてもいいんですよ。施設に入れることも検討してみてはどうですか?」と助言しても、「いや、うちの母は他人におむつを替えられるのを嫌がりますから」とヘルパーさんに介助させるのを固辞したり、「デイサービスなんて、あんなボケ老人のなかに入れるのはかわいそうだ」と主張して何もかも自分で抱え込んでしまう例を、私はこれまでたくさん見てきました。

もちろん介護を通じて親孝行をすることそれ自体はいいことなのですが、そもそも親にとって最大の願いは我が子に幸福でいてもらうことなのであって、親である自分への孝行のために我が子が自分の人生を棒に振るようなことがあれば本末転倒ですし、親だって望んでいません。ですから私は介護離職を検討している人に対しては、

「あなたが仕事を辞めるぐらいだったら、ホームに入れたほうが絶対いいですよ」と例外なく忠告してきました。

## 介護施設のめざましい質の向上

親を介護施設に預けることを忌避する人にその理由を尋ねてみると、介護施設一般に対して根強い不信感を持っている人がまだまだ多いのを感じます。たしかにひと昔前の、介護保険制度が始まる以前であれば、入居者のお年寄りを無下に扱う介護施設が少なくありませんでしたし、特に認知症の人などに対しては「ちゃん」づけで呼んでいたり、虐待するなどのケースも実際にありました。しかし介護保険が始まって20年近くが経過した現在、もちろん例外はありますが、介護施設のサービスの質は昔とはくらべものにならないほど向上しており、職員たちの入所者への接し方も総じて上手になっています。

あるいは、介護保険のような制度を使う段階に至っても、どのように使っていいかわからなかったり、人によっては利用することに対しある種の申し訳なさ、後ろめたさを感じて使いづらい、ということもあるかもしれません。

しかし介護保険料は40歳以降は働いて稼いだ給料から天引きされ、65歳以降は年金から天引きされてきたものなので、利用者がお金を積み立てているようなものです。そのお金の使い方を知らないのは理屈が合いませんし、使うのが悪いことであるかのように思ってしまうに至っては倒錯しています。

私は認知症患者の家族会も主宰しており先日もそこに参加したのですが、そこで会った、夫の介護をしているというある女性が、「夫の介護をしているうちに貯金が底をついてしまった。うちが加入している国民年金は安い（会社員などが加入する厚生年金と違い、自営業者などが加入できる国民年金は満額でも月額一人6万4941円しか支給されない）ので生活保護に切り替えようかと思っているのだけれど、世間様に申し訳なくてまだ申請する決心がつかない」と話していました。

だから私はその女性に、「あなたはこれまで税金を払ってきたのですから、遠慮なく生活保護をもらってください」とアドバイスし、さらにもらえる年金が国民年金の6万4941円しかなくても、自治体の定める最低生活費に不足している額は生活保護で足してもらえること、したがって国民年金を生活保護に「切り替える」必要はないことなども教えました。

彼女にかぎらず、生活保護を受給するには国民年金を放棄しないといけない、国民年金をもらっている人は生活保護が受けられないなど勘違いしている人が多いのですが、そんなことはまったくありません。生活保護が不足分を補塡するための制度でもあるということを強調しておきます。住まいが借家もしくは一定の面積以内の持ち家の人、あるいは貯金額などについても一定の基準を満たす必要はありますが、その条件を満たしているかぎりは誰でも国民としての正当な権利として生活保護は受けられます。

## 税金は「元を取ってナンボ」である

どうも日本人には、税金とは「払った分だけ返ってくるもの」という意識があまりに薄いような気がします。

ヨーロッパ各国などの場合、所得税や消費税（付加価値税）の税率は日本よりもだいぶ高めです。しかしそのかわりに教育や医療は完全に近い水準で無償化されており、納税者が高い税金を払っただけの政策面での見返りがあります。納税者の側にも税金は「元を取ってナンボ」という意識が浸透していますから、選挙では自分たちが払った税金に対して、効率的に「元を取らせてくれる」候補者や政党に票が集まるのが普通です。

それにくらべると我が国・日本においては、納税者は税率など「税金を払うまで」の話題にはそれなりに関心をもつものの、税を払った後の「使いみち」に関しては奇妙なほど淡白なところがありますし、庶民が払った後は「お上」が好きに使っても構わないかのような雰囲気まであります。これでは「税」ではなく「年貢」です。

そういえば、私の老人精神科の外来に面白いお年寄りが一人いました。

当時70代なかばのその男性は、40代の頃までは自分の会社を経営していてずいぶんと羽振りのよい生活をしていたのですが、バブルの崩壊で全財産を失い、一時はアルコール依存症になったりして今に至るそうです。

彼の場合、破産してからは国民年金の保険料を払うのもやめてしまったので現在もらえている年金額は6万4941円よりさらに少ないのですが、足りない生活費はしっかり生活保護をもらってやりくりしています。

生活保護受給者には医療扶助の制度があり、医療費の自己負担は原則的にありません。そこでその人は複数の医療機関を同時に受診する「ドクターショッピング」をし、さらに医者の態度が気に入らなければすぐに文句を言う、相当の問題患者でもあるのですが、彼自身は「俺は若い頃は税金をものすごく払っていたんだ。ちょっとくらい返してもらわんと損やからね」と開き直っています。

「バブルが弾けるまではちゃんと税金を払っていた」というのがほんとうのことなのか、ただのはったりなのかはわかりませんが、彼のようにバブル崩壊以前まで羽振りがよかった人が、その後に生活保護暮らしに陥って鬱になり自殺してしまったケースだって世の中には腐るほどあります。それを考えれば私は彼の生き方を否定する気にはなれないし、むしろアリだと思います。

## 介護保険の使い方

話がやや脇道にそれましたが、第二章で言及した介護保険の使い方についてもう少し説明をつづけましょう。65歳になり介護保険の被保険者になると、健康保険の保険証と別に、1人に1枚の介護保険被保険者証（介護保険証）が市区町村から交付されます。

健康保険証との違いは、介護保険証は介護保険料を払っているという証明書にすぎず、これを持っているだけで自動的に介護保険が受けられるわけではないということです。これを役所に持参し、親や自分、配偶者などがどういう状態にあるかを説明すると、役所が認定調査を実施し、それに対して主治医が意見書を書いて審査がおこなわれます。その結果、「要支援1」から「要介護5」までの等級に振り分けられ、その等級に応じて月にいくらまでの介護サービスを受けられるかが決まる、という仕組みです。それによって前述のデイサービスやショートステイを受けられる限度額が決まります。その限度額の範囲内であれば、収入に応じてその額の1割から3割の負担で済むというしくみです。

さらに介護保険を使うと、車椅子を貸与してもらえたり、自宅をバリアフリー化するときの費用を助成してもらえたりするなど、これ以外にも多くの点で支援を受けられます。ここで「うちの親はまだそれほど衰えていないから」などと遠慮する必要はありませんし、要支援1でも認定されれば、週に1回程度ヘルパーさんが来てくれる分は賄えるので、家の掃除を頼むことだってできます。これだけでもずいぶんと負担が減るのではないでしょうか。

施設に関しては、昔とくらべて質が上がり個室化も進んだ一方、介護保険制度開始後は価格破壊が進んだため、ずいぶん安い値段で利用できるようになりました。

介護保険が始まる前であれば、有料老人ホームに入居するには最初に巨額の入居金が必要になるのに加え、「家賃＋お世話料」として毎月40万〜50万円を払う必要がありました。しかし高額の入居金が問題になったこともあり、月々の入居料に上乗せする仕組みもつくられました。さらにその月々の入居料（食費を含め、トータルで20万〜30万円ほど）プラス介護費用を払うことになるのですが、それについては、要介護度にもよりますがおよそ8割が介護保険から払われ、ご家族や本人は、その1割か2割を負担すればいいことになっています。

2018年8月から高額の年金などの収入がある人は3割負担になりましたが、それでも、介護保険施行前とくらべて、厚生年金に入っていれば、おおむねその範囲で支払いが可能な額となったわけです。

## 特養に入るための裏技

高齢者介護施設には、主に民間の企業が運営している有料老人ホームとは別に、地方自治体や社会福祉法人が運営する特別養護老人ホーム（特養）もあります。特養の場合、日常的に介護を要する要介護3以上の人を対象に、比較的安い料金（家賃＋お世話料）で入居できるのが特長です。

厚生年金加入者が特養に入る場合、室料は一般的に月5万〜6万円、食費が4万〜5万円で、介護費用の1〜2割を介護保険で負担するというパターンが主流なので、他の諸経費も含めて、トータルで月17万〜20万円と考えておけばいいでしょう。生活保護を受けている人の場合は、さらに減免されます。

特養は安いだけに入居希望者が多く、めったに空きが出ないというイメージを多くの人が持っていると思いますが、それでも以前とくらべれば入居しやすくなっています。

また、申し込むだけならひとつの特養に限定する必要はなく、いくつもの施設に申し込むことが可能です。なるべくたくさんの特養に申し込んでおけば、その分空きが出たときに入りやすくなるでしょう（川崎など、5つまでに制限している自治体もありますが）。

また現行制度では要介護3以上の人でないと特養への入居申請はできないことになっていますが、認知症の人などが転倒して怪我をしたり、肺炎になって一時的に歩行困難になったりすると、それに応じて等級は要介護3まで上がります。要介護2以下であるために特養に入ることを諦めていた人は、具合が悪くなって入院した際などに、区分変更というものを受けて、要介護度を上げるのが賢明です。そして、要介護3以上になったときに、特養をぜひ申し込んでおくといいでしょう。

## 「在宅介護は日本の美風」というウソ

とはいえ、親を施設に預けることに後ろめたさを感じてしまい、できることなら在宅で、自分の手で親の面倒を看《み》たいという人は依然として多いのではないでしょうか。

1999年に当時自民党の有力議員だった亀井《かめい》静香《しずか》氏が、「在宅介護は日本の美風」であり、「介護保険制度はその美風を損なう恐れがある」といった発言をしたことがあります。同氏がこの発言をしてからすでに20年近くが経ち、制度としての介護保険は定着した一方、心情的には「施設よりも在宅」という人が、日本にはまだまだ多いことは私も実感しています。

しかし「在宅介護は日本の美風」という話に関しては明らかなウソです。というのも、戦前までの日本では国民の死因の圧倒的第1位は感染症（結核）であり、当時の先進国のなかではもっとも国民の平均寿命が短い（平均寿命がはじめて50歳を超えたのは戦後の1947年）国でした。そのような国にあっては大多数の国民が、「高齢者を介護する」という経験自体を持ちようがなかったのです。

その一方で栄養状態・衛生状態が良好だったおかげで80歳まで生きられる人が戦前

にも同年代の4％ほどはいたのですが、こうした人たちにしても、妻や子ども、あるいは息子の妻に介護してもらっていたわけではありませんでした。

そもそも国民の多くが感染症で亡くなる時代にあって、感染症を避けられるほどに栄養状態と衛生状態に恵まれている人というのは富裕層以外にはありえません。一方で当時の日本では、農村出身の若い女性が仕事を求めて大量に都会に出てきていましたから、こうした結婚前の娘さんを家政婦として雇うのは中流階級以上の家庭ではたいして珍しいことではありませんでした。富裕層ならば家政婦さんを雇うことにはなおさら積極的だったでしょうし、当然自分や家族の介護も彼女たちに任せたでしょう。在宅介護が「日本の美風」になるほど各家庭で当たり前におこなわれていたとは、こうした状況を踏まえれば到底考えられません。

では家政婦さんが当たり前ではなくなった戦後はどうだったかと言えば、1990年代の半ば頃までは、いわゆる「老人病院」と呼ばれる病院がその役割を担っていました。しかし当時の老人病院といえば、ごく狭い病室に20人もの老人を押し込めてベッドに寝かせ、おむつの交換は1日1回のみ、食事は病室に2～3人いる賄い婦さんが2時間ぐらいかけてすべてのベッドを回るので、冷めた食事しか食べられない……

という凄まじく劣悪な環境でした。

日本人には、「親を施設に入れることには過剰な罪悪感を抱くのに、病院に放り込む分には何の痛痒も感じない」という不思議な習性があります。１９９０年代までの日本にはこうした老人病院が各地につくられ、日本人のこの習性につけこんでボロ儲けしていたのです。

今でも、隣の家のおばあちゃんの姿を久しく見かけず、その家の人に「おばあちゃん、どうしてはるんです？」と尋ねるような場合はあると思います。そんなとき、「いや、ちょっと入院しましてね」と言われるとなんとなく納得してしまい、その後おばあちゃんがずっと帰ってこなくても気にしないのに、「じつはホームに入れたんです」と返されると、なんとなく「聞いてはいけないことを聞いてしまった」という気分になることはないでしょうか。

実際の特養は、昔の老人病院とくらべれば１００倍も１０００倍も待遇がいい施設です。そこは家族の側も、考え方を百八十度転換しなければいけません。

## 親の死と向き合う

親の介護においては、子どもの側がどれだけ懸命に介護に尽くそうとも最終的なゴールは死別になります。ここからは親が亡くなった際の受け止め方、受け入れ方について考えていきますが、これに関しても、まずは私たちが固定的に抱いている「死」についてのイメージを、少しばかり解きほぐす話から始めたいと思います。

たとえば現代人の大半が憧れる死に方は、「病気で苦しむことなく、元気に長生きし、最期は寝付かずにコロリと死ぬ」死に方、略して「ピンピンコロリ」であると言われます。ただこのピンピンコロリ、言い方を変えれば「突然死」です。

第一章でも触れたように、２０１８年には俳優の大杉漣さんが急死しましたが、彼の亡くなり方などは典型的な「ピンピンコロリ」であったのに、まだ60代であったがゆえに、世間の誰もが惜しみ、同情しました。つまり現代人はピンピンコロリに強い憧れを持ってはいるものの、それが60代で起きることはまったく望んではおらず、70代や80代でのピンピンコロリをめざしているという、ある意味で矛盾した願望を持っているとも言えるわけです。

その一方でピンピンコロリとは対照的にイメージの悪い死に方に「孤独死」と呼ばれる状況があります。親を地元に置いて都会に出てきている人が親を孤独死させてしまった場合、世間からは親不孝呼ばわりされることになるかもしれません。

ただ現代では、介護保険制度があるおかげで要介護の高齢者は孤独死することはまずありません。いわゆる「ドヤ（簡易宿泊所）」のような場所に住んでいる高齢者でさえ、要介護になったり認知症になったりすれば行政が介入し、面倒を見ることになります。

したがって現代において孤独死を遂げたケースがどういう状況かと言うと、ほぼ例外なく自立高齢者が突然死したケースです。

つまりみんなが同情する孤独死と、独居高齢者のみんなが憧れるピンピンコロリは、現代ではほぼ同一のものなのです。

## 日本の親と子の不思議な距離感

ところで私は、日本という国の不思議さは親と子の距離感にも現れていると思っています。

在宅介護がこれほどまでに奨励され、その悲劇的な帰結としての介護離職や介護鬱、あるいは介護自殺や介護心中さえもたいへんに多い、という一面だけを見ると、日本は親子間の情愛がものすごく強い国に感じられます。ところが内閣府の「平成27年度 第8回高齢者の生活と意識に関する国際比較調査」によると、アメリカ、ドイツ、スウェーデン、日本の4ヵ国のなかで、日本は別居している子どもとの接触頻度がもっとも低いという結果が出ています。

たしかに、地方出身で都市部に定住して働いている男性が週に1回程度の割合で実家の母親に電話しようものなら、妻に「マザコン」と白い目で見られてしまいそうな雰囲気が日本社会にはあります。

したがって本来は親の「死」についてどうこう論じる以前に、親がまだ元気でいるうちの関係維持についてもっと考えるべきなのかもしれません。「スープの冷めない距離」で暮らすのはさまざまな事情から無理だとしても、せめて週に1回は電話をし、年に1~2回でも会いに行くくらいのことは、もう少し当たり前のこととしておこなわれるべきではないでしょうか。

この程度のやり取りもないようでは安否確認もろくにできませんし、親の体力的な衰えや認知症の始まりなどについても、気がつくのが遅れるリスクが高まってしまうでしょう。

## 「生命表」から親に残されている時間を計算する

親が亡くなれば誰だって大なり小なり落ち込むものですが、予期できなかった死と、ある程度予期できる状況のなかでやってきた死では受ける精神的なダメージに大きな差があります。その点現代では、幸か不幸か医療が進歩しているおかげで、突然死の場合を除けば、親の死を受け入れることができる時間的な猶予を確保しやすくなっています。

厚生労働省が作成している「生命表」を使えば、自分の親に残された余命をおおよそ計算することも可能です（「平成29年簡易生命表の概況」。129ページの表）。生命表は、ある期間における死亡状況（年齢別死亡率）が今後変化しないと仮定したときに、各年齢の人が1年以内に死亡する確率や平均してあと何年生きられるかという期待値を死亡率や平均余命などの指標によって表したものです。

この生命表に自分の親の年齢を当てはめてみれば、それぞれの年齢における「平均余命」を調べることができます。たとえば表中の81歳の数字をみると男性の平均余命は「8・36」となっていますので、平均寿命まで生きた人はさらに90歳近くまで生存が期待できます。同様に女性の数字を見れば、平均の87歳まで生きた人はさらに「7・19」年、95歳近くまで期待できるというわけです。

## 親が衰えていく過程を見るメリット

生命表は、現在生きている人はすべて平均寿命よりも長生きすることもはっきりと示しています。たとえば2017年に生まれた男児が95歳まで生きる確率はその世代全員で見れば9・1%に過ぎませんが、この世代のうち90歳まで生きたグループがさらに5年長生きし、95歳まで生きる確率となると3分の1を超えています。

平成29年簡易生命表

| 男 | | 女 | |
|---|---|---|---|
| 年齢 | 平均余命 | 年齢 | 平均余命 |
| 60 | 23.72 | 60 | 28.97 |
| 61 | 22.87 | 61 | 28.05 |
| 62 | 22.03 | 62 | 27.14 |
| 63 | 21.20 | 63 | 26.23 |
| 64 | 20.38 | 64 | 25.33 |
| 65 | 19.57 | 65 | 24.43 |
| 66 | 18.78 | 66 | 23.54 |
| 67 | 18.00 | 67 | 22.65 |
| 68 | 17.23 | 68 | 21.77 |
| 69 | 16.48 | 69 | 20.89 |
| 70 | 15.73 | 70 | 20.03 |
| 71 | 15.00 | 71 | 19.17 |
| 72 | 14.27 | 72 | 18.31 |
| 73 | 13.56 | 73 | 17.46 |
| 74 | 12.86 | 74 | 16.62 |
| 75 | 12.18 | 75 | 15.79 |
| 76 | 11.50 | 76 | 14.97 |
| 77 | 10.83 | 77 | 14.16 |
| 78 | 10.18 | 78 | 13.37 |
| 79 | 9.55 | 79 | 12.59 |
| 80 | 8.95 | 80 | 11.84 |
| 81 | 8.36 | 81 | 11.10 |
| 82 | 7.80 | 82 | 10.39 |
| 83 | 7.26 | 83 | 9.70 |
| 84 | 6.75 | 84 | 9.03 |
| 85 | 6.26 | 85 | 8.39 |
| 86 | 5.80 | 86 | 7.77 |
| 87 | 5.37 | 87 | 7.19 |
| 88 | 4.97 | 88 | 6.64 |
| 89 | 4.60 | 89 | 6.11 |
| 90 | 4.25 | 90 | 5.61 |
| 91 | 3.92 | 91 | 5.15 |
| 92 | 3.61 | 92 | 4.71 |
| 93 | 3.33 | 93 | 4.30 |
| 94 | 3.06 | 94 | 3.92 |
| 95 | 2.81 | 95 | 3.59 |
| 96 | 2.57 | 96 | 3.29 |
| 97 | 2.36 | 97 | 3.03 |
| 98 | 2.16 | 98 | 2.78 |
| 99 | 1.97 | 99 | 2.57 |
| 100 | 1.80 | 100 | 2.37 |
| 101 | 1.64 | 101 | 2.19 |
| 102 | 1.50 | 102 | 2.02 |
| 103 | 1.36 | 103 | 1.87 |
| 104 | 1.24 | 104 | 1.74 |
| 105〜 | 1.13 | 105〜 | 1.61 |

つまり「平均寿命80歳」といっても、これは若くして不慮の事故などで亡くなった人も含めたトータルの数字であって、現代ではほとんどの人にとって父親は85歳まで、母親は90歳過ぎまで生きるのが普通の姿となっているということです。

親がこれだけ長く生きるということは、裏返せば子どもの側も、親が体力、気力、知力などさまざまな面で少しずつ衰えていく過程を、ある程度長い時間的経過のなかで見られるということを意味しています。

嫌な言い方かもしれませんが、要介護状態や認知症状態が5年、10年とつづけば、介護している側も「その日」を迎えるための心の準備ができますし、場合によっては「いなくなれば楽になるかもな」と、ふと考えることだってあるかもしれません。そのような考えが頭をよぎることで、実際に親を亡くしたときに罪悪感を持つ人も多いのですが、そこは親の死を受け入れるまでのプロセスに必然的に訪れる瞬間としてポジティブにとらえてもよいのではないかと思います。

## 介護離職者は「親ロス」になりやすい

フロイトの頃と違って、人びとが長寿になった現代では、親を亡くしたことにともなら喪失感は通常ならば克服可能なものですが、なかにはなかなか克服できず、「親ロス」的な状況に陥ってしまう人もいます。

どういうタイプの人が特にそうなりやすいかといえば、先ほども述べたような親の介護をするために離職までしてしまう人、なかでも独身の熟年男性がめだってなりやすいと感じます。50代、60代で会社を辞めて親の介護に専念していた人は多くの場合は外部との接触を断ってしまっていますし、自分の生きる意味を介護に捧げきっている面がありますから、親の死と同時にロスが起きやすいのは当然といえば当然です。

私が、仕事を辞めてまでの親介護は危ない、と再三警告しているのは、こうした状態に陥ってほしくないからでもあります。

もっとも、こうした人でも、他者とのコンタクトが取れるかぎりは、その後もずっと鬱でいつづけることはあまりありません。

私のもとにそうした「親ロス」的な患者さんが来られた際は、きょうだいでも友だちでも誰でも良いので、ほかの人ともっと会話することを奨励します。私が主宰している認知症の家族会のような場では、認知症の親を看取ったメンバーに対して他のメンバーがいろいろと世話を焼いてくれる環境ができあがっており、メンバーの「親ロス」が深刻にならない役割を果たしていると思います。

## 父の死と延命治療

親の介護の末期にあっては親が植物状態や脳死に近い状態に陥り、医師から「生命維持装置をつけますか?」と選択を迫られることもあると思います。こうした状況で、生命維持装置をつける、つけないの決断を簡単にできる人は少ないのではないでしょうか。

私も2017年に父親を亡くしているのですが、父は亡くなる前の7ヵ月間、人工呼吸器に繋がれていました。じつはこれは私にとって、まったく想定外のことでした。

父はタバコの吸い過ぎで肺気腫になり、それが原因で亡くなったのですが、以前からタバコが原因で頻繁に肺炎を起こしては短期入院をくりかえしていました。それと同じパターンで入院したある日、担当の医師から「今回はちょっと呼吸状態がひどいので、(呼吸の気道を確保するために)挿管してもいいですか?」と打診され、私はつい気軽に「いいですよ」と答えてしまったのです。

気管内挿管は、医療の現場では救命処置として当たり前におこなわれていることですし、このときの父への挿管も、私はあくまで一時的な措置と思いこんでいました。しかし一度挿管した患者に対してはその後、原則的に自発呼吸が弱まった場合は、人工呼吸器に繫げられるというルールがあることを、私は医者でありながらこのときまで知りませんでした。

挿管の後、だんだん呼吸が弱ってきたので人工呼吸器に繫げますという報告の電話があったときも、私は父がもう86歳である以上、呼吸器を繫ぐとしてもせいぜい2〜3ヵ月のことだと思っていましたし、担当医も似たような見込みでした。それが結果的には人工呼吸器に繫がった状態で7ヵ月生きることになり、そのあいだは海外に行くたびに様子が急変しないかと気を揉まされたものです。

ただ私は、父を生命維持装置に繫いだこと自体は特に後悔していませんし、維持装置に繫がれていた父が特別醜い姿だったとも思いません。醜いように感じるとすれば、それは一種の老人差別ではないかとも思います。若い人でも交通事故に遭ったり、あるいはほかの重大な病気で生命維持装置に繫がれることはいくらでもありますが、そうした状態にある人に対し家族が罪悪感を覚える状況が通常ありえるでしょうか。

## 延命治療は是か非か

もはや助かる見込みがない親の延命治療を医師から提案され、「あんなにたくさんの管を身体に入れられ、ただ生かしておくのはかわいそうだ」と思い拒否する人はもちろんいるでしょうし、それも一つの考え方として私は尊重します。ただこの選択に関して一つだけ確実に言え、また明らかにしておかなければいけないのは、この際の「かわいそう」という判断は親本人とは関係ない、子どもの主観に過ぎないということです。

もちろん、延命治療を受けるに際して、親本人が「痛いから嫌だ」とか、「鼻から管を入れられて気持ち悪い」といったことを仮に感じていて意思表示もできるのであれば、その意思は100パーセント尊重されるべきです。

ただこうした状況においては、親本人の意識はまずまちがいなく途絶えていますし、「痛い」も「苦しい」も「気持ち悪い」も本人の感覚のなかにはありません。延命治療を施されている様子を家族が外側から見て、あくまでもそう感じたというだけの問題です。

脳死は、脳が動いておらず自発呼吸ができない状態なので生命維持装置に繋いで呼吸させることになるのですが、生命維持装置に繋いでいるかぎりは心臓が動いていますので肌に触れれば温かいし、脈だって打っています。

これが、我が子が交通事故に遭い脳死になったという状況ならば、肌が温かくて脈打っているのですから、そのまま生命維持装置に繋いでおき、もしかしたら起きるかもしれない奇跡を願いたくなるのは親の心理として普通にあることだと思います。しかしこれが年老いた親だと「死なせてあげたほうがいい」という心情になってしまうのは、よく考えれば理屈に合っていないようにも思えます。

もっともその心理だって自然に湧き上がるものである以上、あえて否定すべきものであるとは私は思いません。親の意識がすでになく、不可逆性（生命維持装置をつけていても治らないこと）がほぼ確実な状況にあるなら、子どもの側が自分の感情と折り合いをつけながら、延命治療をやる、やらないを自由に選択すればいいだけでしょう。

ただここで問題になるのは、延命治療をするか、しないかについて、家族間で意思統一ができていない場合が往々にしてあることです。仮に意思統一ができていないのであれば医師としては生かす道、つまり生命維持装置に繋ぐ選択をするしかありません。

したがって兄弟姉妹のいる人の場合、そうした事態を想定したうえであらかじめきょうだい間で話し合い、意思統一しておくことがとても重要です。

## 認知症患者は「かわいそう」か？

なお、延命治療を受けている脳死状態の人に対して「かわいそう」だと感じるのは個人の主観の問題だとしても、寝たきりの人や認知症患者に対して生きていることが「かわいそう」だと感じていいとは私は思いませんし、ましてや彼らに対する治療を手控えるのが倫理的に正しいことであるかのように論じるのはまちがっていると私は信じています。

なぜ私がここでこんなことに言及するのかというと、「自分が認知症になったら安楽死させてほしい」と主張した橋田壽賀子氏に代表される、認知症と安楽死を結びつける論が近年広まりつつあるように感じられるからです。

しかし私が見るかぎり、認知症になった高齢者たちが素直に死を受け入れているかというとそんなことはまったくありません。むしろ認知症になってからのほうが、死ぬことに恐怖を感じている人が多いのです。

自殺する人の割合は認知症になってからのほうが少ないでしょうし、認知症患者は自動車だって普通の人以上に怖がります。少なくとも私が主治医を務めた患者さんに関しては、徘徊して川べりの土手から落ちて怪我をした人がいるくらいで、クルマにはねられた人はここ30年間に一人もいないのです。

そういう人に、認知症になる前に、「なったら安楽死させてほしい」と言っていたからといって、肺炎になっても抗生剤を与えないなどということが許されるとは思えないのです。

認知症の場合、初期はほとんど人格が保たれていますし、末期になっても知能は落ちても立派な人間です。

知能が落ちたら安楽死というのであれば、若い知的障碍の人の生を否定することにつながりかねません。若い人の知的障碍と高齢者の認知症は別だというのなら、それは高齢者差別ということになるでしょう。

寝たきりについても同様で、元気な頃は寝たきりになってまで生きていたくないと言う人はたくさんいますが、いざ寝たきりになってしまうと、むしろ医療に感謝するのが通常のパターンです。

何が何でも延命と言うつもりはありませんが、認知症や寝たきりの高齢者に通常の治療まで手控えようとか、生きているのがかわいそうなはずだと周囲が勝手に決めてしまうのは、やはり慎むべきことでしょう。

60代には、親をみてそういう決断を迫られることが少なくないと考えられますので、その際のヒントにしていただけると幸いです。

# 第四章　70代——人生最後の活動期

## 70代ほど肉を食べなければいけない理由

70代は、若い頃から体を動かしていた人と、動かさなかった人との差が大きく顕在化する時期でもあります。

20代、30代の人がスキーで転倒して足を骨折し、病院のベッドで1ヵ月寝たきりの生活をしたとしても退院すればまもなく普通に歩くことができるようになりますが、70代ではそうはいきません。寝たきりの生活がつづくと筋力が低下し、骨折が治った後も、「立つ」「歩く」といった日常生活に必要な動作に支障を来すようになり、介護が必要になるリスクが高くなってしまいます。こうした「ロコモ（ロコモティブシンドローム＝運動器症候群の通称）」がめだってくるのも70代からの特徴です。

だから70代こそ意識して体を動かす必要があるのですが、70代ともなると前頭葉が萎縮し、男性は男性ホルモンも減っているうえに、動脈硬化もかなり進行していますから、身体を動かす必要があるとわかっていても、もはやなかなか動こうとしない人が増えてきます。

私がスポーツクラブに行くと、周りの会員で70歳以上と思われるのはほとんどが女の人です。男性も定年退職していて時間はあるはずですが、なかなかいないのはやはり男性ホルモン減少の影響が大きいと思われます。女性の場合、更年期を終えた頃から70代くらいまでは男性ホルモンが増えて行動的になりますが、男性の場合は逆に男性ホルモンが減り、行動意欲が失われるからです。

したがってこれまでにも再三述べているとおり、年をとればとるほど、毎日の食事を通じて男性ホルモンの材料になる肉やコレステロールを摂取する必要があります。コレステロールは主要な男性ホルモンである「テストステロン」の材料であり、これを減らすのは、ホルモン医学の立場でいえばまったくの逆効果でしかありません。

## 女性ホルモンと骨粗鬆症

女性の場合、先ほども述べたように閉経後の60代から70代にかけて男性ホルモンが増加するので元気になる人が多いのですが、その一方で女性ホルモンが減りますのでそれにともなう問題がないわけではありません。女性ホルモンが減ることの弊害としては、肌つやが悪くなることのほか、じつは骨粗鬆症《こつそしょうしょう》の原因にもなることがわかっています。

最近では、骨粗鬆症は薬で治すこともできるとされており、「骨の量を増やす薬」なるものも処方されているのですが、じつはこの薬、処方した人の2割から3割に何らかの胃腸障害が出る、かなり強い副作用があります。そのため飲んだ人がかえって食欲をなくしてしまい、骨がスカスカになってしまうことが珍しくない厄介な薬でもあります。

こうした副作用が臨床医のあいだでは当たり前に語られるのですが、日本老年医学会が発行している『高齢者の安全な薬物療法ガイドライン2015』では、「特に慎重な投与を要する薬物のリスト」にも「開始を考慮するべき薬物のリスト」にも「なし」と書かれています。これが両方とも「なし」とされているのは、この疾患だけです(漢方薬でさえ、注意事項が書かれています)。私に言わせれば、これは単に老年医学会の重鎮に骨粗鬆症の専門家がいたことを忖度していると疑われても仕方ありません。

こうした状況ですので、骨粗鬆症を防ぐには適度な運動をし、日光によく当たること、あるいはビタミンDが多く含まれている食品をとるなど、ごく常識的なことをする心がけが大事になります。

女性の場合、この年代になっても運動をする人は多いですし、フィットネスクラブなどにも積極的に通う傾向があります。ただ骨粗鬆症を予防するという目的に立つなら、日光を浴びることができるぶん、屋内で運動するよりも戸外の散歩のほうがおすすめです。

日に当たらない生活があまりに長くつづくと鬱になりやすいのは広く知られている通りです。鬱病や不眠症を予防し、骨粗鬆症の予防にもなる日光浴は、70代女性にとっての格好の健康法なのです。

ただ、ファッションや美容への関心が強い今の60~70代女性の場合、「紫外線を浴びるとシミになる」などと考え、日光に当たりたくない人も多いかもしれません。しかし、今の医学に頼れば、シワをボトックスで伸ばすことができるのと同じように、シミに関してもトレチノインなどでめだたなくできます。美容への障りになるからと体に悪いことをするよりも、まずは体にいいことをして、美容面は医学に頼って事後的にケアするほうがベターではないでしょうか。

また、日本の場合、ホルモン補充がどういうわけか「反則ワザ」のように見られる傾向がありなかなか普及しないのですが、性ホルモンは性別を問わず、ホルモン補充療法で外部から補充することが可能です。副作用のリスクを心配する方も少なくないでしょうが、特に更年期に特有の不定愁訴に対しては、苦痛を手っ取り早く取り除き、副作用も比較的少ない療法です。

更年期の不定愁訴などに対し、精神安定剤などを処方して対処する例もないわけではありませんが、私はおすすめしません。安定剤は依存症になりやすいし、頭がぼんやりすることもあるからです。また、70代ともなると記憶障碍の副作用が出ることも珍しくなくなります。

ホルモン補充療法に対しては、これをおこなうことで乳ガンを発症する確率が増すのではないか、というアメリカ国立衛生研究所の報告が2002年にあったのですが、その後の大規模調査では、リスクを増加させないというものが数多く出ています。2017年の日本産婦人科学会のガイドラインでも新しいタイプの補充療法はむしろ大腸ガンのリスクを40％下げるとされています。

それを考えると、QOLを重視するのであれば、ホルモン補充は効果的な療法だと私は思います。

## 認知症がいよいよ自分自身の問題に

また70代になると、いよいよ認知症が他人事ではなくなってきます。

認知症の有病率は70代の前半までは世代人口の5%で、まだ鬱病のほうが多いくらいなのですが、70代後半に入ると、8%から10%弱の人が認知症になります。当然この有病率は80代、90代と年代が上がっていくにつれて増えていくものですが、70代は鬱病と認知症の有病率がはじめて逆転する世代なのです。

日本では認知症患者の6割以上がアルツハイマー病を原因疾患とするアルツハイマー型の認知症であるとされています。このアルツハイマー病は、神経細胞のなかにβアミロイドと呼ばれるタンパク質が蓄積されることによって引き起こされると考えられています。

脳にβアミロイドが蓄積されると、脳の神経のなかに、神経細胞のでき損ないである「神経原線維変化」という糸クズ状の物質がたくさん混じってくるようになり、脳に「老人斑」と呼ばれるシミが広がります。そして記憶を司っている「海馬」を中心に萎縮がめだつようになり、特に短期記憶に障碍が出るようになります。

70歳以上の人であれば、本人にその自覚はなくとも日常生活においてアルツハイマー型認知症に特有の行動をしてしまっている可能性があります。

なお認知症にはアルツハイマー型認知症のほか、脳の広い範囲に「レビー小体」という円形の構造物が蓄積され、脳の神経細胞が徐々に減っていく「レビー小体型認知症」、脳梗塞や脳出血などが増えていくことによって発症する「血管性認知症」と呼ばれるタイプの認知症なども存在しますが、相当の高齢（85歳以上など）になってアルツハイマー型の変化が脳にまったく出ない人というのはいませんし、レビー小体型の人であれ血管性の人であれ、βアミロイド蓄積の影響は大なり小なり受けているものと私は考えています。

現在、アルツハイマーの新薬として開発されている薬品のほとんどはアミロイドの蓄積を防ぐためのものなのですが、この開発は動物実験段階ではうまくいっているものの、人間ではなかなか効果が見られないために、市販されるに至っていません。それどころか、実用化を諦めて、開発が中止になった薬がたくさんあります。

「アミロイドがたまるのを止める」というのは、ドラッグモデルとしては比較的シンプルなものなのですが、その割にうまくいかない理由は、それが脳の老化の本質にかかわっているからではないのか、というのが私の見解です。

## アルツハイマー型認知症とは

アルツハイマーになりやすいかどうか、すなわち脳にβアミロイドがたまりやすいかどうかは遺伝的要因に左右される面がかなり大きく、親がアルツハイマー型認知症の有病者であった場合は子どももなりやすいといわれています。ただし昔から言われる「頭を使っている人ほどボケにくい」というのは一面の真理であり、CTなどで脳の状態を撮影してみると萎縮が進んでいるにもかかわらず、実際の日常生活ではかなりの明晰さを保てている人も現実にいます。脳の萎縮が同じくらい進んでいる二人の認知症患者を比較すると、片方はかなりボケてしまっているのに、日頃から頭を使っている環境にいるもう片方の人はそうでもなく、知能テストをしてみても明らかに点数が高かった、というのもありがちな話だったりします。

問題はどうやって「頭を使う」かですが、私の経験上、もっとも効果が高いと感じられるのはやはり人との会話です。他人とのお喋りでは、自分の話したことに対して相手から反応が返ってきますし、強制的に頭を働かさなくてはいけない局面を増やせるのでしょう。

さらに、声を出すという行為それ自体にもポジティブな効能があるようです。私が現在担当しているアルツハイマーの患者さんでも、以前から趣味だった詩吟をつづけている人はあまり進行がめだちません。

詩吟で効果が見られるくらいですから、おそらくカラオケなどでも同じ程度の効果は見込めるのではないでしょうか。誰かほかの人と一緒に行けるのならそれに越したことはありませんが、一人カラオケでもいいと思います。

## 「脳トレ」は意味がない？

近年、「脳トレ（脳力トレーニング）」と呼ばれるトレーニングメソッドが、脳に刺激を与えボケ防止に役立つということでブームになっています。ただこれは残念ながら、認知症予防という観点からはほとんど無意味だということが、最近おこなわれた海外の研究で明らかになっています。

脳トレにおいては、簡単な四則計算を20問あるいは100問など解いてそのスピードを上げることをめざしたり、数字のパズルである「数独」を解いたり、あるいは名作文学を音読することが脳に刺激を与えるとして推奨されており、これらの問題をまとめてゲーム化したニンテンドーDSのソフトが大ヒット商品になりました。ただ

『ネイチャー』や『JAMA』（アメリカ医学会雑誌）のような超一流の医学誌に、この効果にまつわる大規模調査の結果が発表されています。そのうちの一つ、アラバマ大学のカーリーン・ボールによる2832人の高齢者に対する研究では、たとえば言語を記憶する、問題解決能力を上げる、問題処理の能力を上げるというようなトレーニングをさせた場合、させた群については、練習した課題のテストの点だけは上がるのですが、波及効果、つまりほかの認知機能がさっぱり上がらないことが明らかにされています。つまり、これらは与えられた課題のトレーニングにはなっても、脳全体のトレーニングにはまったくなっていないことが確認されたというのです。

毎日頑張って脳トレに取り組むくらいなら、むしろこれまで日常生活のなかでおこなっていたことをレベルを落とさずにつづけるほうが認知症の進行を遅らせるにはよほど役立ちます。外で仕事をもっているならその仕事をつづければいいでしょうし、主婦だったら今までもやっていた家事をこれまでどおりつづけて、料理ができる能力を保ちつづけることをめざしたほうがボケ防止の役には立つでしょう。

私は介護保険制度がまだ導入されておらず、今日の主要な抗認知症薬であるアリセプトも未認可だった1990年代に、勤務先である浴風会病院とは別に茨城県鹿嶋市の病院で月2回診察を担当していたことがあります。

鹿嶋市に足を運ぶようになってしばらくして目についたのが、浴風会病院にやってくる東京・杉並区の認知症患者たちにくらべて鹿嶋市の認知症患者の進行がかなり遅く、症状がめだたないということでした。

それがなぜなのか最初はとても不思議でしたが、杉並区と鹿嶋市の高齢者が置かれている生活環境を見比べているうちにおおよその見当はつきました。当時はまだ介護保険が始まる前でしたから、杉並区の高齢者たちは認知症になるとその多くが家に閉じ込められるのに対し、（交通量の多い東京ではなかなか難しいことですが）鹿嶋市では認知症になった高齢者でも比較的気ままに近所を歩き回らせることが多かったのです。また、鹿嶋市では出歩いた認知症高齢者が結果的に道がわからず家に帰れなくなっていると、すぐに近所の誰かが見つけて連れて帰ってくれるのであまり困った事態にはなりませんでしたし、農業や漁業の従事者に関して言えば、認知症が発症してもそれまでと変わりなく仕事をつづける人も少なくありませんでした。こうした環境が、進行を大幅に遅らせていたのはおそらくまちがいありません。

今でもある人に認知症が発見されると、周囲が先回りして外出や仕事などいろいろなことをやめさせてしまうものですが、実際にできなくなってしまったことならともかく、今はまだできる散歩や仕事までやめてしまう必要はありませんし、やめたらさらに進行を速めるだけです。

リタイアをオール・オア・ナッシングで考える必要はまったくありません。この仕事、この家事はもうできなくなったからやめる、でもこの家事はできるからしばらくはつづけようという判断があっていいはずなのです。

## 発症していても賢いアルツハイマー病患者はたくさんいる

橋田壽賀子さんが「アルツハイマーになったら安楽死させてくれ」と主張していたことはすでに何度か紹介していますが、2007年には現財務大臣（当時は外務大臣）の麻生太郎《あそうたろう》氏が、選挙での自民党候補の応援演説で、「7万8000円と1万6000円はどっちが高いか。アルツハイマーの人でもわかりますわな」と発言して問題になったことがあります。覚えていない人のために説明すると、このとき麻生氏は農産物の輸出を奨励する目的で演説していました。日本のコメは日本国内で売ると1万6000円にしかならないが、中国に輸出して売ると7万8000円になる。したがって農産物を輸出するメリットが大きいことは、アルツハイマー患者でもわかるくらい当然のことである、と麻生氏は言いたかったのでしょう。

橋田氏と麻生氏、お二人の発言に共通しているのは、アルツハイマーになったら基本的には知能が失われる、という偏見が感じられることです。

こうした意見に対して私が何度でも強調しておきたいのは、アルツハイマー型認知症においては一般的にまず記憶力が低下し、その後に知能が少しずつ低下してくるのは事実であるものの、じつはアルツハイマーがかなりの程度進行した人でも、依然として多くの残存機能を有している、ということです。

ですから、認知症であるのかないのかは、ちょっと見たくらいで判断できるものではありませんし、仮に今橋田さんに記憶力のテストをしてみれば、あれだけの創作能力がある方でも短期記憶に関しては低下が確認でき、テスト上はすでに認知症であるという診断が下される可能性だって否定できません。

１９９０年代に「１００歳の双子姉妹」として人気を集めたきんさん・ぎんさんは亡くなる直前まで非常に矍鑠《かくしゃく》としていましたが、彼女たちに１００歳の時点で同じテストを受けてもらったら、ほぼ確実に認知症の診断が下されていたはずです。

米国のロナルド・レーガン元大統領も晩年にアルツハイマーを患っていたことが知られていますが、レーガンがアルツハイマーであると公表した時点では会話などにも相当に支障が出ていましたから、おそらく発症してから5年以上は経過していた可能性が大です。つまり、大統領在任中も記憶障碍は始まっていたと思われます。裏を返せば、アルツハイマーでも軽度の人は、アメリカの大統領がじゅうぶん務まり、なおかつ歴史的な業績も残せるほどの知的能力を有しているということでもあるわけです。

重度のアルツハイマーになるとたしかに人の話もまったく理解できなくなるので、麻生元外務大臣が侮蔑したような状態よりさらに進んで「7万8000円と1万6000円はどっちが高いかもわからない」状態にもなりうるような病気でもあるのですが、現に発症していながら、麻生氏よりよっぽど賢い人もいるのがアルツハイマーという病気なのです。

それにもかかわらず、「アルツハイマーである」というだけでもはや生きていく意味がないかのようにとらえ、「アルツハイマーになったら殺してくれ」などと語るのは、あまりにもこの病気の実態を知らないとしか言いようがありません。

アルツハイマーは、1か0か、白か黒かというように二分できるような病気ではありません。もっと幅のある、連動性のある病気であるというとらえ方をしないと現実が見えてこないのです。

そもそも、「はじめに」でも紹介したように90代になると60％以上はアルツハイマーの有病者ということになるのですが、かといってそうした90代の人たちがものすごくボケているかというと、その時期にアルツハイマーになった人、つまり初期段階の人であれば、短期記憶は衰えてはいるものの、日常会話はふつうにできている人たちですのでまったくそうは見えません。そういう病気だと認識していると、じつは衰えることばかりに目を向けるよりは、むしろ残存機能に注目したほうが見えてくるものはたくさんあります。

## 認知症と混同されやすい病気

認知症は、脳梗塞を患ったことで失語症になる、などのケースを除けば、「ある日、突然」始まるということは原則的にありません。

70代、80代の人がある日突然わけのわからないことを言いはじめたのであれば、認知症ではなくむしろ「せん妄」を疑ってみる必要があります。

せん妄とは、高齢者によく見られる意識障碍（体は起きているのに脳は寝ているような状態）の一種で、入院など環境の変化をきっかけに急に幻覚が見えるようになったり、わけのわからないことを言い出したりする症状です。

私が知っているせん妄患者の特に重篤なケースでは、夜中に幻覚を見て、幻覚に言われるまま自分の病室の近くの別の病室を歩き回り、ほかの入院患者の点滴を順番に抜いてしまった、という人がいました。

せん妄が独特なのは、こうした人でも退院して自宅に戻ったり、服用していた薬をやめたりすると元の状態に戻ることが多いことで、この点から見ても認知症とは明らかに違うものです。

また先ほど述べたように、70代にあっては鬱病と認知症の有病率の割合が逆転するのですが、高齢者の鬱病の場合、認知症と混同されることが意外に多いのも盲点です。

たとえば高齢の女性が、夫の死後にまったく着がえをしなくなって風呂にも入らなくなってしまったり、昨日家族が言ったことを今日になるともう忘れている、などのことがあると、周りの家族はこの女性がボケてしまったのかと早合点しがちです。

しかし先ほども言ったように、認知症は、ある日突然始まるということはなく、一方で、高齢者の鬱病は不眠や食欲不振、抑鬱気分のような一般的な症状だけでなく、基本的にものぐさになったり、記憶障碍をともなうことが多いという特徴があります。これが認知症と誤診されやすい原因となっています。

高齢者の鬱病が見過ごされやすいもうひとつの理由に、食が細くなったり夜中に何度も目が覚めるなどの鬱にありがちな行動、あるいは「もう生きていたくない」「早くお迎えが来てくれんかな」といった後ろ向きな発言（本来は鬱の兆候である希死念慮の一種と考えられます）が、いずれも「年寄りにはよくあること」で済まされがちな点もあります。しかもこうした場合、鬱になっている本人さえ自分が鬱だと気がつかないことがあるのも厄介です。

第一章でも述べたように、若年者に抗鬱剤を与えることは最近では効果がないとして控えられるようになりましたが、高齢者の鬱に関しては抗鬱剤はかなり有効だという実感を私はもっています。

脳内のセロトニンを薬で補うだけで記憶力が戻ったり、夜中に何回も目が覚めていたのがぐっすり寝られるようになり、ご飯もちゃんと食べるようになる、などはっきりわかる効き目が出る人が多いのです。そのほか、鬱病でなくてもセロトニンやノルアドレナリン（神経伝達物質の一種）を増やす薬が、高齢者の腰痛のような痛みにまつわる不定愁訴に有効であることが臨床医のあいだで知られつつあります。私の知る、ある在宅診療医は、高齢者全員にＳＳＲＩ（選択的にセロトニンを増やす薬）を投与したいくらいだと言っていました。ほとんどの人がこれで元気になるというのです。やはり高齢者には神経伝達物質が不足している人がそれだけ多いということなのでしょう。

とはいえ高齢者の場合、いきなり精神科に行くのは抵抗があってできない人もまだまだ多いですし、連れてこられても、待合室で統合失調症の患者や重篤な鬱に苛まれている人と居合わせて嫌になってしまい、もう来なくなってしまうという人も少なくありません。そうした人のためにも高齢者専門の精神科がもっと増えるべきなのですが、まったく足りていないのが現実です。

高齢者専門の精神科医を名乗っている医師もごく一部にいるのですが、そういう人の多くが若い頃は脳を顕微鏡でのぞいていただけで認知症や高齢者の鬱病の臨床経験に乏しいのも実情です。

## 個人差がもたらす70代の鬱病

70代になると鬱病と認知症の有病率の割合が逆転するとはいうものの、70代で鬱病になる人は依然としてたくさんいます。この年代の約5％が鬱病の診断基準にあてはまるとされ、自殺もたいへん多い年代なのです。

ただ70代の鬱の場合、発症の背景にはこの世代に特有の事情もあるように思えます。60代でかかる鬱は、定年であるとか肉親の死など、自分にとって大事な何らかの対象を喪失したことをきっかけとするケースが多いのに対し、70代の鬱は健康面にしろ外見にしろ、それまでの年代ではありえなかったほどに個人差が広がってくることに起因していることが往々にして見受けられるのです。

先ほどから言っているように、70代ともなると世代全体の10％が認知症になるのに対して、残りの9割は依然として頭がはっきりしているなど、健康な人とそうでない人の明暗がそれまでになくはっきりと分かれてきます。このコントラストは、70代が「頑張ればまだ比較的若くいられる」ギリギリの境界線であるがゆえに、体力や外見や社会的立場など、ほかのいろいろな局面に生じてくるものでもあります。

つまり一方のグループに、吉永小《よしながさ》百合《ゆり》さんであるとか亡くなる数年前までの松方弘《まつかたひろ》樹《き》さんのような、見た目も若々しければ行動力も旺盛な人（ファミリーレストランチェーン「すかいらーく」の創業者四兄弟の三男で、同社の社長を退いた後の２０１４年には76歳で喫茶店チェーン「高倉町珈琲」を創業した横川竟《よこかわきわむ》さんなどのように、80歳近くなって起業する高齢経営者もいます）がいるかと思えば、一方には不運にも認知症を発症する10％に入ってしまったり、あるいは脳梗塞の後遺症などで苦しむ人も珍しくありません。

外見の面でも、70代同士が同窓会などで集まれば、みな同い年のはずなのに一見して「え？」と驚くくらいの個人差が容姿の老け具合にも出てきますし、社会的にも同期入社組で、ある人が未だ現役バリバリで社長を務めているかと思えば、役員になれることなく定年退職した人の多くは、社会的には「無職」という肩書をつけられてしまう現実があります。

だからこそ、この70代という時期は、「自分も老いに立ち向かいたい」「このまま年をとりたくない」ともっとも多くの人が考えるようになるタイミングであり、またそれがもはや望めないと自覚してしまった人にとっては、「あいつにくらべて自分は……」という引け目をなにかと感じやすく、人によってはそれが大きな重荷になってくるタイミングでもあります。

あるいはかつての同級生が認知症になってしまったり寝たきりになってしまった姿を見て、「自分はああはなりたくない」という恐怖感が募り、それが極端に嵩じると「ああなるくらいならいっそ死んでしまいたい」と思いつめることもあるでしょう。自分の健康状態や社会的地位が思わしくない場合も「生きている価値がない」と思う人は少なくありません。

そうでなくても神経伝達物質が減っている70代の場合、そうした感情にさいなまれるうちに鬱になる人が珍しくないのでしょう。

## 配偶者の死

先の60代の章では、この年代で多くの人が親の介護や死を経験することについて書きました。70代になると親はすでに亡くなっている人が多いのですが、今度は配偶者の介護や死を経験する人が増えてくるでしょう。

一般に女性の場合、結婚後も実家との関係が深く、親、特に母親を亡くすと著しい精神的打撃を受けるのに対して、男性の場合は結婚を機に実家との関係が疎遠になり、親を亡くしても落胆する度合いが、女性や独身の男性にくらべると少ないように見受けられます。H・S・ストリーンという精神分析学者によると、これには人類学的な理由が存在します。

古典的な結婚生活においては、結婚を機に男性は妻に毎日の食事を作ってもらい、下着を洗濯してもらい、（特に日本の場合は）妻から月々のお小遣いをもらうことになるなど、子どもの頃に母親からしてもらっていたことを妻に代行してもらうのが普通です。こうした生活を長年送っているうちに、母親とのアタッチメント（結びつき）がかなり強かった人でも心理的にはだんだんと妻が母親のような存在に思えてきます。しかも日本の場合、対子どもの関係から妻のことを「お母さん」「ママ」などと呼ぶことが多いので余計にその傾向が強まり、しかしその一方で実の母親との接触は減ってくる、というわけです。

一般に男性が女性とくらべて気軽に浮気をし、結果的にバレて離婚話などに発展してから大慌てする人が多いのも、この心理状態を考えれば説明はできます。つまり、男性にとっての浮気とは思春期の頃にした悪戯《わるさ》と同じようなもので、妻（母親）は最後には許してくれるはずと思い込んでしまっています。しかし妻にとっての浮気は思春期の悪戯とはわけが違うものなので、両者の認識の差に埋めがたいギャップが存在してしまっている、というわけです。

そのように妻が母親がわり、言ってみれば「心理的母親」になってしまっている既婚男性にとっては一般的に配偶者の死のほうが実の母親の死よりも受けるショックは大きく、妻に死なれると妻だけでなく母親までなくしてしまったかのようなダブルショックに襲われがちです。１９９９年７月に手首を切って自殺した文芸評論家の江藤《えとう》淳《じゅん》氏や、２０１８年１月に入水自殺した保守系評論家の西部邁《にしべすすむ》氏のように、長年連れ添った妻の死の直後に生きる希望をなくし、後を追うようにして亡くなった人は、著名な知識人にもいます。彼らのような立派な人でも、妻の死というのは精神的に耐えがたいものなのでしょう。

## 老後の蓄えを貯め込んだままにしない

70代になると大半は無職の年金暮らしになりますので、それに対する備えとして多くの人は退職金を丸々貯め込むなどして老後の蓄えをつくることになります。ただ「老後の蓄え」と言いつつも、日本においては年金以上の生活をする高齢者は意外と少ないのではないでしょうか。

満額でも月6万4941円の年金しか支給されない国民年金の加入者ならいざしらず、会社勤めをしていた人なら厚生年金プラス企業年金で月30万〜40万円の年金が入るから生活費はその範囲内でやりくりし、「老後の蓄え」であったはずの貯金については1円でも減らせば罪悪であるかのように感じて手をつけない……そんな人があまりに多いのではないかと思うのです。

しかし、そういう人の場合、近い将来に有料老人ホームに入るとしても、昔とくらべて入居金が安くなっているうえに月々の払いはだいたい年金で賄えるようになっていますので、寝たきりあるいは重度認知症になったとしても貯金が減る心配はありません。つまりまだ頭がはっきりし体が動くうちに使わないと、せっかくの貯金は、最終的には子どもに持っていかれて終わってしまうのです。

私たちが暮らすこの資本主義の社会は、やはりお金を使えば使うほど幸福感が高まるようにできていますし、周囲からも大切にされます。じつはそのことは高齢になるほど当てはまります。70代で旅行に行ったり美味しいものを食べたり、あるいは健康やアンチエイジング、社交にお金をかければそれだけ老化を遅らせ、幸福感だって高まるでしょうし、孫にお小遣いをあげたり、子どもの住宅ローンに援助するなどお金を使えば、孫や子どもにも大切にされるのに、ここでお金を使うことに尻込みしてしまうのは、「もったいない」では済まない話です。

もちろん貯金がないのであれば普通は年金でやりくりしていくしかないところですが、そういう人でも持ち家があるのであれば、その家を担保に老後の生活費などを一時金または年金形式で借りられる「リバースモーゲージ」と呼ばれる貸付制度も存在します。この場合は、住宅ローンと同じく、その家に住んだままお金が借りられますし、最後は死亡時に精算が可能です。日本ではまだあまり知られていませんが、海外ではこれを利用して年金以上の暮らしをしている人がたくさんいます。

医師としてたくさんの高齢者を見てきた私が今一番深刻な問題として感じているのは、高齢者が家族に財産を残そうとすることでお金をあまり使わず、結果として莫大な額の預貯金が社会に出ることもなく貯め込まれてしまっていることです。こうした高齢者の貯蓄志向が過去20年の日本経済に与えてきた悪影響は、計り知れないものがあると思います。

日本政府は膨張する社会保障費の財源として消費税を当てにし、消費税率をあげようともくろんでいますが、消費税などを上げるよりいっそ相続税の税率を１００％にし、高齢者が貯め込んだお金はすべて税金として徴収したほうがよほど社会が回るとさえ思っています。そうすれば若い世代の人たちの税負担が減るうえに、高齢者ももっとお金を使うようになることが予想されるからです。

## 自立を確保するための最後の時期

私の考えるところ、70代というのは、じつは人生の終盤での自立を確保するための最終といえる時期であり、そうなるためのアクティビティをすることができる最後の時期です。つまり、ここで活動的になれる人は要介護になる時期を80代後半ないしは90代まで遅らせることもできるのに対し、ここで活動的になれないとそのまま歩けなくなってきたり、認知症のように（あるいはほんとうに認知症に）なるなどし、自宅にひたすら閉じこもる生活にもなりかねないのです。

また70代以降は大半の家庭で夫が無職になり、夫婦がずっと顔をつき合わせることになりますから、そこで夫婦二人で楽しむための方法を見つけられるか見つけられないかで、充実度は大きく変わってきます。

前の章で、子どもを育て終わった段階でパートナーを変更するのはお互いの老後のことを考えれば決して悪い選択ではないと述べましたが、熟年離婚を決断するなら普通は60代までにするべきで、70代に入ってからの離婚はさすがに現実的ではありません（もっとも妻の側が、夫と家で過ごすのをあまりに苦痛に感じるなら、妻が熟年離婚を切り出す可能性はあるでしょう）。しかし仮に離婚まで行かないにしても、男性ホルモンの分泌量のギャップで、妻は友だちと過ごす時間が増えて家には居つかなくなるということはじゅうぶんにありえることです。そうなると意欲の薄れた夫のほうは家で特に何をするわけでもなく一人で過ごすことになり、そこでさらに身体や脳の廃用（使わないことで機能が落ちること）リスクを抱え込むことになります。

ですからこの本の読者、特に男性の方々にここでもう一度強調しておきたいのは、定年後に楽しむことができる趣味を、将棋だろうとカラオケだろうと詩吟だろうと何でも構わないので、40代、50代のうちに探しておいてほしい、ということです。

前述の臨床心理士になって第2のキャリアを得ようとするようなケースもあるでしょうし、昔から夢だった喫茶店やバーのマスターになるなどということもありえるでしょう。私の場合は、残りの人生を映画監督として生きていけないかと模索しています。

他人に喜んでもらい、自尊心が保たれるのはアンチエイジングや認知症予防の観点からもとても意味がありますし、ボランティアをやってみるのもいいでしょう。小さい子どもに教育するというボランティアもありますし、孫に勉強やスポーツを教えたり、女性の場合であれば、子育てをしながら働く自分の娘や嫁のためにしつけや教育付きの「保育園」になってあげるのも感謝されるはずです。

特に現代の都市部の高齢者だと大卒者も多いはずですので、地域の子どもに勉強を教えてあげてもいいかもしれません。自分よりもっと高齢の人の傾聴ボランティアをしている人もいます。

定年後に損をしない範囲で起業に挑戦することも、70代をアクティブに過ごすうえでは良い手段です。会社ひとつ作るのにもさまざまなハードルがあった昔と違い、今では資本金が1円からでも株式会社を設立できるようになりました。また今はインターネットの時代ですから、優れたアイディアさえあればやりたいことは何でもできる環境が整っています。

ただ私が定年後起業の指南を専門におこなっているコンサルタントにきいたところでは、定年後に起業して成功するのは計画自体は40代から50代のうちにスタートした人にほぼかぎられており、定年したタイミングで計画を立てはじめる人というのはまず成功しないそうです。

やはりある程度は前頭葉が若く、柔軟な思考ができるうちに立てられた計画でないと、現実のビジネスの世界では通用しないということなのでしょうが、それとは別に、40代、50代から起業を考えている人の場合、起業後に役立つ人脈作りに在職中からおのずと勤《いそ》しみ、仕事で知り合う人たちとのつき合い方もそれなりのものになっていくのに対し、定年後に起業計画を立てはじめたところで、もはやその遅れを取り戻せないという要因も大きいようです。

いずれにしても大事なのは、70代になってから何をやるか、それ以前の段階で前もって決めておくことです。60代など定年前後から継続してやっていることは70歳に入っても継続するケースが多いのに対して、それまで経験したことのない、まったく新しいことを始めるのは、70代になってからではやはり難しいからです。

### 「老いを受け入れる」ことは「個人差を受け入れる」こと

70代に関するこの章もそろそろおしまいです。

本書はここまで「老いと闘う」ための方法について主に述べてきましたが、80代について述べる最後の章では、いよいよ「老いを受け入れる」方法を探っていくことになります。ただこの章でも見てきたように、人によっては70代でも老いを受け入れざるをえないこともきっとあるでしょう。

同世代の人よりもちょっとだけ早く老いを受け入れざるをえなくなった70代の人にとっては、「老いを受け入れる」ことは「個人差を受け入れる」とほぼイコールの行為でもあります。

この世に同じ人は一人も存在せず、誰もが皆とちょっとずつ変わっているのですから、自分を他人とくらべているかぎりは苦しさから抜け出せません。他人にはできて自分にはできないことについて思いを巡らせて悶々とするよりは、今の自分に何ができるのかということを前向きに考えたほうがずっと健康的に生きられます。

また「働いているほうが偉い」「社会的地位が高いほうが偉い」「見た目が若々しいほうが偉い」といった50代、60代までの価値観にいつまでも縛られているのもよくありません。

80代になると、さすがにほとんどの人がドン・ファンでも吉永小百合でもいられなくなるものですが、今の70代の場合は、見た目が相対的に若くなっているうえ、現役でバリバリやっている人が増えてきているぶん、他の人との比較に悩む人が増えがちです。それが70代という時期の、何よりの難しさであるとも言えます。

人と比較するより、自分の生き方を模索するほうが賢明だと私は信じています。

# 第五章　80代——老いを受け入れる

## 80歳からは「オールド・オールド」

「はじめに」でも書いたとおり、本書において私が主張したいことは、「人は、ある時期までは老いに抗うことができるし、抗うべきである」ということ、そして「ある時期からは老いを受け入れる方向にマインドを転換すべきである」という二つの点に集約されます。

ただそこで問題になるのは、「では、老いを受け入れる方向に切り替えるべき〝ある時期〟とはいつなのか？」ということです。これについては、人によっては80代半ばぐらいまでは老いと闘ったほうがよいケースがあるものの、一般的には80歳が一つの区切りになると思われます。

日本では65歳から74歳までを「前期高齢者」、75歳以上を「後期高齢者」として区別する医療制度上の決まりがあります。この前期高齢者と後期高齢者というのは、おそらくは１９７０年代にシカゴ大学のバーニス・ニューガーテンという人類発達学者が提唱した、「ヤング・オールド（55歳から74歳）」「オールド・オールド（75歳以上）」という考え方に基づいています。

ニューガーテンは、「ヤング・オールド」は単に「中高年のつづき」であるので中高年と同じ扱いをすればよいとする一方、「オールド・オールド」になると身体的に衰弱がめだつようになり、かかる病気も高齢者特有のものになりがちであるうえ、介護も必要になることが多いので扱い方を変える必要がある、と考えました。

ただ、ニューガーテンがこれを提唱してからすでに40年以上の時間が経っており、そのあいだに高齢者のイメージはさらに若干変わってきています。現代の感覚ではやはり75歳に5歳プラスした80歳以降が「オールド・オールド」に相当するという気がします。

## 老いた自分を肯定する

本書ではここまで、自力で歩けるうちはなるべく歩いたほうがいいし、たとえ認知症になっても頭を使ったほうがいい、と主張してきました。だからこそ70代について触れた前章でも、貯金を取り崩し、場合によってはリバースモーゲージを活用してでも、若い頃にはできなかった楽しみを追求してほしいと提言もしてきました。

私が診ている患者さんにも、診断基準上はもう認知症であるにもかかわらず、月に

1度の旅行を楽しみにしているおばあさんがいます。素晴らしいことだと思います。

ただ当然ながら、本書で紹介してきたようなアンチエイジング医学を駆使したところで永遠に若くいられるわけではありません。ある時期から物忘れが増えてきたり、身体に障碍がでてきたりして不自由をするのはどんなに頑張っても避けられません。

私が本書で言う「老いを受け入れる」とは、こうした状況にあっても過度に落ち込まず、「自分はそれでいいのだ」と思える心のあり方をもつことを指しています。

見方によっては認知症とは、そうした心のあり方に自発的に到達しようとしたわけではないのに、脳の変性という外的な要因によって無意識のうちに到達してしまう病気であるともいえます。一般的には認知症は、発症の初期段階では物忘れがひどくなっていることに悩む患者さんは多いのですが、中期や末期になってくると患者さん自身が症状に悩むことはなくなってきます。

逆に年をとってもボケることがないゆえに、自分自身の老いをなかなか受け入れられない不幸、というものもあります。昔のように若く溌剌《はつらつ》としていて、思うままに身体を動かせていた頃の自分だけが自分であって、そうでない自分を肯定できない高齢者は傍《はた》から見ていても痛々しいものですが、実際にはそうした人も少なくありません。「認知症になったら殺してほしい」「寝たきりになったら殺してほしい」などの物言いは、そうした不幸な心境を吐露した最たるものでしょう。

顔も体もシワだらけになり、身体も動かなくなった自分も自分として受け入れる。

80代以降の人生は、それが大きなテーマになってきます。

特に多くの人が恐れている認知症については、90代になると少なくともテスト上は60％以上が認知症と診断されます。これから高齢者になる人には「80代後半からはボケるのは当たり前」という価値観をぜひ持っておいてもらいたいと思っています。

## 「できること」と「できないこと」を整理する

「老いを受け入れる」というと非常に困難なことのようにも思えますが、これをそれほど意識することなく、なんとなくできてしまっている人もじつは意外とたくさんいます。40代から始まった前頭葉の萎縮に特に抗うわけでもなく50代、60代、70代と年を重ね名実ともに高齢者となった人の場合、気力・体力の衰えを徐々に実感する日々のなかで、気がついたら老いを受け入れていた、というパターンも案外多いからです。

したがってここで問題になるのは、むしろ人生の終盤に至るまで「老いと闘う」意識が強かった人、つまり本書が前章までに述べてきたようなアンチエイジング法にも熱心に取り組んできたタイプの人であり、あるいは橋田壽賀子さんのように生来的に能力や意欲に秀でていた人でしょう。

こうした、若い頃から「できること」を普通の人以上に備え、しかもそれをある程度の高齢になってもかなり維持できた人の場合、かつてできていたことが少しずつできなくなっていくことへの恐怖感が普通の人以上に大きいのも当然かもしれません。「老いと闘う」意識の強かった人が人生の最終盤に至って老いを受け入れにくいのは、論理的には当然という面もあるものの、ひとつのジレンマではあります。

しかし老いと闘えるあいだは存分に闘った人でも、「そろそろ闘えなくなってきたかな?」という自覚が出てきたなら、そこからは生き方をうまく切り替え、きれいに撤退しないと思わぬ深手を負うことになりかねません。

この切り替えをスムーズにおこない、80代をなるべく楽しく過ごすためのコツはいくつかあるのですが、そのひとつに「できること」と「できないこと」を整理し、そのうえで「できないこと」に関しては「できなくて当たり前なのだ」という意識を持つ、ということがあります。

人間とは不思議なもので、「できること」と「できないこと」の区別は自分のなかで明確になっていると日頃は思い込んでいる人でも、いざ仕事などで自分にはできそうもないことを押しつけられると、どうしてか相当の無理をしてでもなんとかしようとしてしまうところがあります。

ただ、定年も過ぎて70代や80代といった年齢になり、「あとは何をして生きよう?」という段階に入った人がそのような無理をする必要はないし、それが心身の不調につながりかねないのです。自分が「できること」と「できないこと」の区別をしっかりしたうえで、「もうできない」ことはすっぱりやめることに決める。そしてそれに対しては、80代という自分の年齢を踏まえればできなくて当然なのだと考え、いつまでも拘泥しないことが大切です。

そのうえで、「まだできる」ことを簡単にやめたり、諦めたりすることもしない、という姿勢もひじょうに大事になってきます。

私がこれまで多くの認知症患者やその家族と接していて、ときどき不満に感じるのは、彼ら(とりわけ家族)が、「言ったことをすぐ忘れる」「同じことを何度も聞いてくる」など、患者が「できなくなったこと」以外にはなかなか目を向けてくれない傾向があることです。

それよりも、「まだ一人で散歩しても無事に帰ってくることができる」「かなりボケているはずなのに将棋は強い」「料理だけは一人で作れる」など、認知症患者が「まだできること」に目を向けたほうが、患者にとっても家族にとっても穏やかな日々が送れるはずです。しかし私が医師としてそう助言しても、現実にはなかなかそちらに目を向けてくれないのが残念です。

## 認知症になった「精神科医」がしたこと

精神医療の現場では、認知症の可能性の有無を調べる「長谷川式簡易知能評価スケール」（長谷川式スケール）という問診項目が１９７４年に開発され、現在も改良を加えながら用いられています。この「長谷川式」の開発者である長谷《はせ》川《がわ》和《かず》夫《お》氏は認知症介護研究・研修東京センター名誉センター長を務めている精神科医ですが、２０１７年、88歳のときに自分自身が認知症になるとあえてそれを世間に向けて公表しました。さらに長谷川氏は、世間が認知症に対して抱いている誤ったイメージを解くための活動を症状が進まないうちに可能なかぎりおこないたいと考え、90歳近くなった今でも、各地で旺盛な講演活動をつづけているそうです。

現在でも、長谷川氏が認知症になった80代後半ともなれば、認知症の有病率は世代全体で4割にも上ります。しかし同氏がその当時に応じたインタビュー記事などを読むと、認知症にならない6割に入れなかったことを悔しがる様子は微塵もなく、「年を取ったんだからしょうがない」と4割に振り分けられたことを甘んじて受け入れている様子がうかがえます（2017年11月16日付読売新聞）。「認知症になった自分とそうじゃなかった自分には、そんなに大きな差がない。連続性があるという感じがするんだ」（2018年4月4日付産経ニュース）という発言には認知症が失うものばかりでなく、これまでの人生で得たものが数多く残されているという意味で、その誤解を解く鍵があると言えるでしょう。

長谷川氏の場合は自分自身が認知症治療の専門家であったゆえにこうした活動が「できること」として見つかったのですが、一般の認知症患者でも、その人なりの「できること」が必ずなにかあるはずです。それを理解し実践すれば、認知症になってからでも人生を豊かにすることはじゅうぶんに可能です。

同じことは認知症患者にかぎらず、難病などにより寝たきりになった人にも言えます。ベッドから起きられない状態でも、それまで読めなかった本に挑戦し、一冊、また一冊と読破していくことで思索を深めることができれば、その人の人生が寝たきりになったことをきっかけに輝きはじめる、ということだってあるかもしれません。

全国に約70の病院をはじめ、総数約３４０の医療・介護・福祉施設を擁する日本最大級の民間医療グループ「徳洲会グループ」の創設者で、衆議院議員も４期務めた徳《とく》田《だ》虎雄《とらお》氏は、２００２年頃に全身の運動神経が衰える筋萎縮性側索硬化症《きんいしゅくせいそくさくこうかしょう》（ＡＬＳ）を発症し、政界を引退しました。しかしその後も自分に残された最後の運動能力である眼球の動きで文字盤の文字を追い、病床から徳洲会への指示を出しつづけたと言われています。

## 「できること」を大事にする

高齢になってからできなくなってしまったことが、本人の努力によってふたたびできるようになる確率は残念ながら決して高いものではありません。だったら「できないこと」はもはやできなくなったのだと受け入れつつ、まだ残っている「できること」、つまり残存能力を今後もできるように維持したり、今の自分に何ができるのかについて、じっくりと見つめ直すほうが生き方として賢明だと私は思います。

パラリンピックは障碍者に残された機能をいかにフル活用できるかを競う大会です。高齢者にはこの「パラリンピック的発想」こそが必要です。

そもそも私は高齢者だけでなく若い人に対しても、自分の欠点を気にするよりは長所を見ることが受験でも人生でも最終的には自分を助けることになる、と言いつづけてきました。「できること」が少しずつ抜け落ちていく高齢者の場合、こうした、現在の自分の取り柄に目を向ける姿勢が若い人以上に自分を助けることになるはずです。

この取り柄は、ずば抜けた才能である必要はまったくありません。新聞が読めるとか、散歩ができるといった、若い人から見れば能力とは言えないようなことでもこの年代以降の高齢者には立派な取り柄になるのです。

40代の頃は、自分が周りの人と同じスピードで歩けるということに喜びを感じることはまずないでしょう。しかし80代後半になって40代の人と同じ速度で歩くことができれば、それはとても素晴らしい残存機能であり、そうしたことができる自分に高齢者はとても誇らしさを感じることができます。人生における喜びとは、それほど相対的なものなのです。

あるいはもはや同年代には寝たきり・重度の認知症になる人も少なくないなかで、毎日のご飯を料理してたまにお客さんに自分が漬けた漬物を出せることや、一人で買い物に行けること。あるいは新聞を少しばかり読むことができ、その時々の政権の批判を少しばかりできること。あとは誰とでも分け隔てなく喋ることができ、素直に人を頼れること。そうした、ごくささやかなことができるだけで高齢者にとっては人生の支えになりますし、裏返せば、そうしたささやかなことに幸せを感じられることが年をとることの良さでもあると私は思います。

## 認知症患者はみな個性的である

認知症になれば、以前の自分では考えられなかったようなおかしなことをしてしまったりして、家族や周囲に迷惑をかけるのではないか、という恐れを抱いている人は多いと思います。ただ実際に認知症を患うと家に閉じこもり、社会生活から切り離されることが大半です。そのため「ありえないこと」を意外にやらかさないものです。

振り込め詐欺など電話を使った詐欺の被害者も軽度の認知症の人が圧倒的に多いですし、遠くまで徘徊して帰れなくなるなどのことは比較的ありますが、それだって90

代になると出歩くこと自体ほぼなくなります。2007年には愛知県大府《おおぶ》市で、当時91歳の認知症男性が徘徊中に電車にはねられて死亡し、JR東海が「運行に支障が出た」として家族の監督責任を問い訴訟を起こしたことが話題になりましたが、あの事件などは全体からすれば例外中の例外です。

前頭葉の萎縮でも認知症でも、脳の老化には「性格の先鋭化」と呼ばれる現象が共通して起こります。

どういうことかというと、もともと疑い深い人の脳が老化すると妄想的になって物盗られ妄想や被害妄想が出るし、若い頃から控え目だった人の脳が老化するとますます無口になる。頑固な人は依怙地になり、若い頃に自責的な性格だった人は、脳の老化で自己嫌悪の傾向が激しくなる、などのことです。老経営者や老政治家がテレビで傲岸不遜な発言をしていると世間は「老害」と評しますが、あれらは若い頃からの個性が、年をとってより先鋭化しているだけなのでしょう。

私の老年精神医学の師である竹中星郎《たけなかほしろう》先生は、認知症とは、「欠落症状に対する自分の人格の反応」である、と言っておられます。たとえば、物忘れという欠落症状が生じた際に、元の人格が自責的な人なら落ち込むでしょうし、他罰的な人なら、見つからないものを人が盗ったと騒ぐでしょう。もともとおおらかな人であれば、何も気にしないかもしれません。だから認知症患者は、誰もが皆個性的です。

子どもの場合、1歳児の喋る内容は個人差があってもおおよそ似通っています。しかし認知症患者の場合はもともとの知能・知識レベルに差がありますから、普段はまったく会話が成立しない重度の認知症患者が、あるときにはとんでもなく難しい学術用語を口走ることだってあります。こうしたことが起こるのも、それぞれの認知症患者にはそれぞれの人生の蓄積があり、認知症はそのなかのいくつかの要素が剝がれているだけだからです。

そういう意味では、よく言われる「まだらボケ」という言葉もあまり正確ではありません。すべての認知症は例外なく「まだらボケ」なのです。

## ほんとうに「迷惑をかけてはいけない」のか？――フロイトの場合

そもそも、認知症や寝たきりになった高齢者が「他人に迷惑をかける」のはそれほど悪いことなのでしょうか？

本書にもすでに何度か登場している精神分析の始祖ジグムント・フロイトの説に基

づけば、そういう言い方もあるいは可能かもしれません。

フロイトの高齢者に対するとらえ方は二つの次元が知られています。第一には自らが体系化した精神分析療法を施すべきか否かを検討する対象として、第二には晩年の自分自身も含む生身の人間として、です。

フロイトの精神分析理論では、人間の心が「エス・自我・超自我」という三つの要素から構成されていると仮定されています。エスとは、性欲や攻撃性などの動物的な本能のことであり、自我はそれが暴れないようにコントロールする理性のようなもの。自我が弱い人は、本能的な欲動が野放しになってしまいます。

超自我は、親から植えつけられた無意識の道徳観や価値観などです。フロイトはこの超自我が、人間の心のなかで、エスや自我に向かって「そんなことをしてはいけない」「そんな人間になってはダメだ」といった禁止命令を無意識のうちに出していると考えました。ただ、これは意識される道徳観とは違います。たとえば万引きをしようとすると、手が震えるとか、女性とエッチなことをしようとした途端におなかが痛くなるなど、無意識で道徳が働いてしまうのです。

フロイトの考えでは、自我は超自我の出すこのような意識できないかたちでの禁止命令に歯止めをかける役目も負っており、したがってフロイトの神経症の治療法では、患者の自我を鍛え直すことが最終的な目的とされました。

しかしこの理論によれば、50歳を過ぎてしまうと自我が固まりきって鍛え直す余地は失われてしまうため、もはや精神分析的な治療を施すことはできません。つまりフロイトにとって高齢者とは「治療不可能な患者」でした。

その一方で彼は、しっかりとした自我を確立している人間ならば、たとえ高齢になろうと他人に頼ることなく理性的に生きていけるという個人的な信念をもっており、彼自身もそうした高齢者であろうとしました。フロイトは60代後半に口腔ガンを患い、83歳で亡くなるまで15年以上にもおよぶ闘病生活を送っているのですが、そのあいだには自分自身がコカイン麻酔の初期の研究者であるにもかかわらずほとんどの場合で麻酔も鎮痛剤も固辞し、激痛を精神力で抑えつけながら研究をつづけたほどです。

精神分析にかぎらず、心理療法の理論にはそれを築いた学者自身の生い立ちやパーソナリティが色濃く反映されます。強靭な精神力を有していたフロイトが、「自我を鍛えれば心の健康は保たれる」と考えたのも、彼自身のパーソナリティの反映と見れば当然だったのかもしれません。

## ほんとうに「迷惑をかけてはいけない」のか？――コフートの場合

これに対して「自己心理学」の創設者として知られるハインツ・コフート、あるいは日本の土居健郎《どいたけお》氏などの精神分析学者たちは、人間とは基本的には依存的な生き物であり、むしろ他人に上手に依存できるようになるのは人間の進化であると考えました。

たとえば今ここである人が食事をしていて、ふとビールを飲みたくなったのに手の届く範囲にはビールがなかったとします。そのときに「誰かが僕のグラスにビールを注いでくれたらいいなあ」と、他人からの恩恵に与りたいと素直に思えること、さらには「きっと誰かが注いでくれるはずだ」と待っていられる姿勢こそが、人間が生きていくうえできわめて重要な能力である、と土居氏らは考えたのです。

またコフートによれば、ある人がある人を依存対象にする関係においては、依存した側だけでなく依存対象にされた側も自己愛が満たされることで、双方がギブアンドテイクを果たす相互依存関係が成立していると考えます。

たとえば、勉強のできる優等生A君が同じクラスの劣等生B君にノートを見せてあげるようなケースでは、第三者的な視点ではB君がA君に一方的に依存しているように見えてしまいます。しかしこの二人の関係においては、じつはA君の側もB君から「君はほんとうにいいやつだなあ」と言ってもらえることで自己愛が満たされている。だから立派にギブアンドテイクになっていると考えるのです。要は頼られて嬉しくない人はいないのだから、何かあったときには泣きつけばいい、というわけです。

こうしたコフート的な考え方に立てば、要介護状態になった高齢者が他人を頼ったり、迷惑をかけたりするのは全然悪いことではありませんし、むしろ多少の迷惑をかけることで、その相手にも恩恵を施している、と考えることさえ可能になります。

同じことは親子関係にも言えるでしょう。やや極端な例かもしれませんが、高齢の親が「子どもに迷惑をかけたくない」一心から我が子の世話になることを拒否し、その結果として孤独死するような事態にでもなれば、その子どもはその後の人生を通じて消えない罪悪感に苛まれることにもなりかねません。

昔は「親孝行、したいときには親はなし」と言われましたが、今は「親孝行、したいときには親が要介護」という時代です。コフート的な考え方に基づくなら、辛いときに子どもに頼るのは迷惑ではありませんし、むしろ適度に迷惑をかけることで、子どもの親孝行欲を満たしてあげていることになるのです。

こうした、自分に何ができ何ができないのかを明確に分類したうえで、できないことについては「できなくて当然」ととらえる思考、あるいは人に頼ることも一種のギブアンドテイクなのだととらえる発想は、80代を快適に過ごすためにはいずれも必要なものです。この手の考え方のシフトを、できれば70代の頃までには身につけておきたいものです。

貸し借りという考え方も多少は必要でしょう。

たとえば、年金が少なくて生活保護を受けるような場合でも、これまで払ってきた税金を返してもらっているんだと思うことです。子どもには小さな頃から貸しがあるのですから、多少は面倒を見てもらったり、迷惑をかけたりしても罰は当たらないという考え方は可能なはずです。

## 老老介護に配偶者や子どもを巻き込まない

とはいえ、すべては程度問題であり、自立できなくなった親が子どもを過度に頼りにし、それによって子どもが仕事を辞めなければいけなくなるなどの事態は前述のようにあってはならないですし、あまり過大な苦痛になってはいけません。そこはある程度バランスを取る考え方が必要でしょう。

80代、90代においてもうひとつ重要なテーマになってくるのが、70代の章でも言及した配偶者の介護、そして死です。ふつう「老老介護」というと、70代くらいの人がやっているイメージがあるかもしれませんが、現実に老老介護で配偶者を看ているのは、たいてい80代であり、自分自身の身体が悲鳴を上げている状態で配偶者の介護をしているケースがめだちます。

80代といえば、薬を毎日時間どおり飲ませるには短期記憶が衰えていることが多いですし、ベッドから抱き起こして車椅子に座らせたり、お風呂介助をするだけの筋力も通常ありません。したがって80代という自分自身の年齢を自覚しているのなら、本来は可能なかぎり介護保険を使わないことには老老介護などやってはいけないはずです。ところが現実の老老介護にあっては、当事者たちがヘルパーを入れるのを嫌がったり、施設介護を選択しない例がひじょうに多いのです。

もしここに夫が80代で要介護、一方で妻が70代でまだまだ体も元気という夫婦がいた場合、妻が夫を、現在のサービスの質も向上した施設に預けるのが残酷なことであるとは私はまったく思いません。それよりも妻が自分に残された元気な時間を介護に奪われてしまうことのほうが、見方によってはむしろ残酷という気がします。

また現時点で80代、90代の人たちだと戦前の生まれだけに、子どもが親を介護することを当然だと思いこんでいる人も少なくないのですが、彼らの年であれば子どももまた相当の高齢であるということは、自覚してもらわなければいけません。

90代の親を70代の子どもが介護する老老介護では、子どもの側がボロボロになるほどに心身を疲弊させてしまっている例も少なくありません。

親が90代まで長生きし、親と子がお互いに高齢者になっているケースでは、施設介護を選択するのがお互いのためだと思います。

## 80代でガン、手術すべきか

身体的には、80代になると自立が困難だったり、動きが悪くなるという問題に加えて脳梗塞、心筋梗塞が増加します。これが死因になることも多いのです。

しかし何といっても高齢者でも死因のトップはガンであるのがこの国の特徴です。

実際には、この年代になるとガンと無縁でいるのは難しいとさえ言えるのですが、ガンになったら必ずガンで死ぬのかというと、じつはそうでもありません。

私が浴風会病院で発見したことの一つに、85歳を過ぎたら脳にアルツハイマー型の変化が起きない人はほとんどいないのと同様、85歳を過ぎたら体中どこにもガンのない人はほとんどいない、という事実があります。つまり、顕微鏡で見るぶんにはまちがいなくガンではあるものの、特に悪さをするわけではなく、またそれほど大きくもならず転移もしない「沈黙するガン」というものがかなり頻繁に見られたのです。

多くの人は、ガンが恐ろしい病気であり、高齢者でもガンになったら全部切らなければいけない、といったイメージをもっていると思います。しかし高齢者ほど手術をすると体力を奪われますし、その一方で高齢者ほどガンの進行が遅いという傾向があることもあわせて考えると、実際にガンが見つかっても手術をするかどうかは、慎重に考える必要があります。

たとえば70代や80代の人に胃ガンが見つかり、なおかつそれが切除可能なガンだったとしても、胃を3分の2も切除するような大手術をしてしまうと栄養状態が悪化して術後に極端に老け込んでしまいます。こういったシチュエーションでは、手術をせず仮に転移しなければ儲けものと考え、逆に転移したらその場合は天命として諦める、言ってみれば「ガンを飼っておく」選択もありうるのではないかと思います。

その意味で私は、近藤誠氏が提唱しているガンの「放置療法」に、高齢者に関しては、賛成の立場です。

## 老いを受け入れる＝介護サービスを受け入れる

80代、90代で配偶者に先立たれ、いよいよ公的介護しか頼るものがなくなった場合、それらに対して構えることなく素直に利用できることも、「老いを受け入れる」ことのひとつであると言えます。

たとえばデイサービスを利用すると9時から17時頃までの約8時間、家族が介護から解放されますし、お風呂にも入れてもらえます。ヘルパーさんを頼むと自宅まで来て昼ご飯を作ってくれたり、散歩に付き添ってくれたりします。身体的な自立が困難な高齢者にとっては不可欠なサービスですが、社会的地位が高かった人ほどそうしたサービスを受けることに抵抗を感じてしまう人が多いのです。

もっとも、最初こそ気が進まなかったけれど、家族が半ば無理やり申し込みをして来てもらったら、自分よりずっと若い人に優しくしてもらって思いのほか快適だった、というパターンは高齢者にはよくあることでもあります。ヘルパーさんであれ介護ケアスタッフであれ、高齢者に気分良く過ごしてもらう接遇ノウハウが、介護保険が始まってからの18年のあいだに洗練・蓄積されたことの成果でもあるでしょう。

利用してみないと、行ってみないとわからないことは、介護サービスにはたくさんあります。最初から毛嫌いする必要はありません。前述の長谷川和夫先生だって、デイサービスを利用してみて、思ったよりいいもんだとおっしゃっているくらいです。

結局のところ「老いを受け入れる」とは、「何もかも自分でやらなければいけない」という自立志向から、依存を良しとする志向への転換と言うこともできると思います。

人間はもともと他者に依存しなければ生きていけないものであるはずが、現代人は極端に自立志向を強めてきました。しかし高齢になればその強がりは邪魔にしかならず、依存せざるをえなくなります。高齢になれば、頼るべきところは素直に人に頼るべきだというのが、長い臨床経験からの結論です。

認知症になっても頭を使ったり、身体が衰えてからでも運動をするなど、努力をつづけるのはもちろん悪いことではありません。しかし物忘れがひどくなりはじめたり、身体が思うように動かなくなったりしても焦る必要はないし、まだ若いんだと虚勢をはることも、人に頼ることに罪悪感を覚える必要もないのです。

ですから認知症の診断を受けても怖がる必要はないし、デイケアは素直に申し込む。そういうことをちょっとずつできるようになっていくべき年代が、80代、90代ということです。

## どうやって死ぬか

最後に、老いの先に必ずやってくる死についても少しばかり考えて本書を終えることにしましょう。死を恐れる気持ちは普通誰でも持っているものですし、死ぬのを怖がるのも、健康への不安を持つのも別に悪いことではありません。とはいえ、死を恐れるあまりそこにしか意識が向かなくなるようだと弊害が大きすぎます。特に高齢者の場合は一般に思考の幅が狭まっていますから、死の不安にとらわれることの危険はある意味で若い人以上に切実な面があります。

人間も生物である以上は死ぬのが怖くなくなることはありませんが、大正時代に精神科医の森田《もりた》正馬《まさたけ》氏によって創設された精神療法である森田療法の考え方では、不安はそれを意識すればするほど高まるとされています。だから死の恐怖にさいなまれることなく生活しようと思うなら、他のことに意識が自然と向くような楽しい時間（美味しいものを食べるのでも、男性がお店でホステスさんとの会話を楽しむのでも何でも構いません）をなるべくたくさん持つことがいちばんの処方箋になります。

そう考えていくと、自分の死に方であるとか締めくくり方については必要以上に考えないほうがいいということに結局はなるでしょうし、高齢者が自分の死に備えて、家族に宛てて葬儀や相続などについての自分の希望を書き留めておくエンディングノートなどは、死を必要以上に意識させるという点であまりいいものではないのかもしれません。

そもそも「死に方」などという問題は、考えたところでじつはあまり意味はないのかもしれません。

よく「ピンピンコロリ」が高齢者の理想的な死に方であると言われますが、先にも述べたように、ピンピンコロリは言い方を変えれば突然死です。突然死がほんとうにいい死に方なのかは、その人の生活環境にもよるでしょう。

たとえばこれからの高齢者の場合、突然死で亡くなったがゆえにパソコンのファイルを整理することができず、自分が死んだ後に一番見られたくなかった何かを遺族に見られてしまう、という事態だって起きないとはかぎりません。

そのような観点から言えば、通常敬遠されがちなガンによる死に方は死ぬまでの準備時間がじゅうぶんに取れるという点でむしろ好ましい面もあるかもしれませんし、しかもガンという病気は、じつは治療さえしなければ亡くなる1～2ヵ月前まであまり症状が出ることもありません（だから検査するまで自分では気づきにくいし、見つかったときには手遅れということもあるわけですが）。苦痛を味わう期間が比較的限定されているというメリットもあるのです。

突然死をどうしても避けたいのであれば、定期的に心臓ドックや脳ドックを受けることで心筋梗塞やクモ膜下出血を防ぐことはおおむね可能です。しかしそれ以外の死に方となると、高齢者が自分の意思でコントロールしようのない面があまりにも大きく、そうそう選べるものではありません。

それをわかったうえで、それでもあえて自分自身の死に方をリクエストしてみるとしたら、私の場合は家族を含む他の誰かに看取られながら死ぬよりは、むしろ知っている人が誰もいない病室で、一人で死にたいと思っています。

最期の瞬間に枕元にいろいろな人がやってきて同情されるのも、逆に「いい人生だった」などとお世辞を言われるのも、想像してみるかぎり私にはあまり気分がいい光景には思えません。「せめて死ぬときくらい放っておいてくれないか」という気持ちがどこかにあります。

ただ、私の尊敬する老年医学者の柴田博《しばたひろし》先生によると、人間以外のほとんどの動物は群れから離れて最期のときを迎えるそうですから、私がそう欲するのも自然の摂理といえなくもないようです。

そもそも、子どもが「親の死に目」に会いたいと願うのも、じつは日本人特有の感覚であって、海外、少なくとも西洋人の文化には、そうしたことを重視する傾向はあまり見られないそうです。西洋では成人した子どもと親が別々に暮らすのは当たり前のことなので「孤独死」という概念も存在せず、死にゆく人の枕元に子どもたちや孫たちが集まり「家族みんなで看取る」という考え方も希薄だそうです。

末期のガンなど、死期がある程度はっきりしている人の場合でも、大勢に看取られるのではなく友人たちが一人ずつ見舞いにやってきて、ゆっくり話をするのが欧米のスタイルだということなのですが、これだったら私も、比較的安らかに死ねる気がします。

もちろん、老いの生き方に個人差があるように、どのように死ぬか、どのように死ぬのが幸せかについても大きな個人差はあります。

あまり綿密に死の計画を立てるより、自分はどういうタイプなのかを自問しておくほうが後悔しないように思えるのです。

本書は80代で終わりますが、90代、あるいは100歳以上と長生きされるのも珍しいことではなくなりました。

特に女性の場合は、40代を迎えた方は、その約半数が90代まで生きることができます。

〝人生いろいろ〟とはよく言ったもので、これまで述べてきたのは比較的典型的なパターンですが、高齢になるほど個人差があるということをお伝えして本書を締めくくりたいと思います。

# おわりに

本書に最後までおつき合いいただき、ありがとうございました。

私自身もあと2年弱で還暦（昔なら老人の入り口でした）を迎えるわけですが、これまでの反省や、今後への備えということを含めて、本書は自分のために書いたというところもあります。ほかの人にもすべて当てはまると言うつもりはありませんが、自分も含めてこれから高齢を迎える人の多少のガイドになったとすれば、著者として幸甚このうえありません。

30年も高齢者専門の医者をやっていると、少なくとも現在の医学や科学では、年齢にも勝てないし、遺伝にも勝てないということを痛感します。

一生懸命節制していても脳卒中や心筋梗塞になる人もいるし、逆にタバコをプカプカ吸って好き放題の生活をしていても、90歳過ぎても矍鑠《かくしゃく》としている人もいます。遺伝子情報の解明が進めば、その謎が解けるのかもしれませんが、今のところ、親が長生きだと子どもも長生きすることが多いし、親がガンだと子どももガンになることが多い、親が認知症だと子どもも認知症になることが多い、としか言いようがありません。そして、仮に85歳を過ぎてガンや認知症と診断されていなくても、程度の差はあれ、その時点では身体のどこかにガンがあるし、脳にはアルツハイマー型の変化が始まっているのです。

アメリカの大規模調査によると、血圧が高い人が薬を飲むことで脳卒中のリスクを減らすことはできるが、なくすことはできない。そして薬を飲んでいても年を追うごとに脳卒中になる人は増えるので、結局1年から2年、発症を遅らせているに過ぎないことがわかりました。

たしかに、1年でも2年でも、認知症や脳卒中になるのを遅らせられるのはありがたいことですが、長生きすればいずれは避けられないというわけです。

あるいは、80代まで現役の政治家やバリバリの企業経営者だった人が晩年は寝たきりや認知症になるということも珍しくありません。

巷にはボケ予防とか生活習慣病の予防の本があふれていますし、私もその効用を否定する気はありません。ただ、「ならない」という予防ではなく、「なるのを遅らせる」に過ぎないというのが私の認識です。

ところが「予防」を信じていると、いざそうなった際の対策がおろそかになってしまいます。

原発事故にしても、起こらないことを前提にしていたために、起こった際の対応のマニュアルがほとんどなかったと聞きます。

どんなに受け入れがたいことであっても、起こるのが不可避なことを認め、前もって対応するに越したことはないというのが私のスタンスです。

本書では、老いと闘うフェーズから老いを受け入れるフェーズへの移行をテーマにしましたが、言い方を変えると、老いは遅らせることはできるが避けられないから、覚悟をしたうえで可能なかぎりの対応を考えてみようということでもあります。

個人差はあっても、人間には老いはいつかくるし、100パーセント確実に死を迎えます。

もちろん出たとこ勝負という選択もあるでしょう。

実際、認知症になれば、症状が進めば進むほど本人は嫌なことを意識しないで済むようになるのですから。

ただ、知っていてそれを選択するのと、知らないでそうなるというのは、違う気がします。

正直なところ、さまざまな老い支度が論じられていますが、こころの老い支度が不十分だというのが老年精神科医としての私の実感です。本書を通じて、老いのプロセスについて、知らなかったことによってひどい目にあうことだけは避けるための一助になれば、著者の本意です。

2018年9月

和田秀樹

講談社現代新書　2495

# 年代別《ねんだいべつ》 医学的《いがくてき》に正《ただ》しい生《い》き方《かた》 人生《じんせい》の未来予測図《みらいよそくず》

二〇一八年一〇月一六日第一刷発行

著　者　和田《わだ》秀樹《ひでき》

発行者　渡瀬昌彦

発行所　株式会社講談社

東京都文京区音羽二丁目一二―二一　郵便番号一一二―八〇〇一

電　話　〇三―五三九五―三五二一　編集（現代新書）

〇三―五三九五―四四一五　販売

〇三―五三九五―三六一五　業務

装幀者　中島英樹

印刷所　慶昌堂印刷株式会社

製本所　株式会社国宝社

定価はカバーに表示してあります　Printed in Japan



N.D.C. 493.185　204p　18cm

ISBN978-4-06-513072-8

## 「講談社現代新書」の刊行にあたって

教養は万人が身をもって養い創造すべきものであって、一部の専門家の占有物として、ただ一方的に人々の手もとに配布され伝達されうるものではありません。

しかし、不幸にしてわが国の現状では、教養の重要な養いとなるべき書物は、ほとんど講壇からの天下りや単なる解説に終始し、知識技術を真剣に希求する青少年・学生・一般民衆の根本的な疑問や興味は、けっして十分に答えられ、解きほぐされ、手引きされることがありません。万人の内奥から発した真正の教養への芽ばえが、こうして放置され、むなしく滅びさる運命にゆだねられているのです。

このことは、中・高校だけで教育をおわる人々の成長をはばんでいるだけでなく、大学に進んだり、インテリと目されたりする人々の精神力の健康さえもむしばみ、わが国の文化の実質をまことに脆弱なものにしています。単なる博識以上の根強い思索力・判断力、および確かな技術にささえられた教養を必要とする日本の将来にとって、これは真剣に憂慮されなければならない事態であるといわなければなりません。

わたしたちの「講談社現代新書」は、この事態の克服を意図して計画されたものです。これによってわたしたちは、講壇からの天下りでもなく、単なる解説書でもない、もっぱら万人の魂に生ずる初発的かつ根本的な問題をとらえ、掘り起こし、手引きし、しかも最新の知識への展望を万人に確立させる書物を、新しく世の中に送り出したいと念願しています。

わたしたちは、創業以来民衆を対象とする啓蒙の仕事に専心してきた講談社にとって、これこそもっともふさわしい課題であり、伝統ある出版社としての義務でもあると考えているのです。

一九六四年四月　野間省一

## 心理・精神医学

331 異常の構造——木村敏
590 家族関係を考える——河合隼雄
725 リーダーシップの心理学——国分康孝
824 森田療法——岩井寛
1011 自己変革の心理学——伊藤順康
1020 アイデンティティの心理学 鑪幹八郎
1044 〈自己発見〉の心理学 国分康孝
1241 心のメッセージを聴く 池見陽
1289 軽症うつ病——笠原嘉
1348 自殺の心理学——高橋祥友
1372 〈むなしさ〉の心理学 諸富祥彦
1376 子どものトラウマ——西澤哲
1465 トランスパーソナル心理学入門——諸富祥彦
1787 人生に意味はあるか 諸富祥彦
1827 他人を見下す若者たち 速水敏彦
1922 発達障害の子どもたち——杉山登志郎
1962 親子という病——香山リカ
1984 いじめの構造——内藤朝雄
2008 関係する女 所有する男——斎藤環
2030 がんを生きる——佐々木常雄
2044 母親はなぜ生きづらいか——香山リカ
2062 人間関係のレッスン 向後善之
2076 子ども虐待——西澤哲
2085 言葉と脳と心——山鳥重
2105 はじめての認知療法——大野裕
2116 発達障害のいま——杉山登志郎
2119 動きが心をつくる——春木豊
2143 アサーション入門——平木典子
2180 パーソナリティ障害とは何か——牛島定信
2231 精神医療ダークサイド 佐藤光展
2344 ヒトの本性——川合伸幸
2347 信頼学の教室——中谷内一也
2349 「脳疲労」社会——徳永雄一郎
2385 はじめての森田療法 北西憲二
2415 新版 うつ病をなおす 野村総一郎
2444 怒りを鎮める うまく謝る 川合伸幸

## 知的生活のヒント